最後まで生きるために〈下〉

苦悩からの解放

柳田邦男 編

青海社

まえがき――人生のよき最終章を創るために

人の人生というものは、どのような生涯を過ごした人であっても、一冊の長編小説に相当すると言えるほど変化に富んだ物語になっています。乳幼児期から、少年少女期、青春期、青年期、壮年期、初老期、高齢期に至る生涯においては、山あり谷あり、出口の見えない暗いトンネル内をさ迷う時期もあれば、輝く山頂に立つ時期もあるでしょう。

顕著なエピソードを中心にして、人生の節目ごとに、一つの章にまとめていくと、どんな人でも、一人の人間の生涯は20章か30章で構成された長編小説に匹敵する物語になっているのです。ただ人生の物語というものは、高齢になって振り返ると、そうなっていたと過去形でわかるものであって、はじめからコンテ（構成表）があってそう歩んだというものではありません。

しかし、病気が重くなったり高齢になったりして、人生の残りが短いとわかったとき、つまり人生の〝最終章〟に入ったとわかったときには、〝最終章〟くらいは過去形でなく同時進行形で自分で書く、言い換えるなら、創作するという心構えで生き抜くということは可能でしょう。そのためには、命や「生と死」についての学びが必要です。

今、時代は危機的な状況になっています。巨大地震・津波、全国で頻発する風水害、新型ウィルス感染症のパンデミック、そして戦争の危機。超高齢化社会に突入したがゆえのがんや認知症の増加、介護マンパワーの不足……。

このような時代状況だからこそ、1人ひとりが自分なりに最期まで生き抜いたと納得感をもってフィナーレの幕を降ろせるような心得を持つことが求められていると言えるでしょう。

人間の命には、「身体的（生物学的）な生命」と「精神性のいのち」の2つの領域があります。両者はそれぞれに独立したものではなく、重なる部分が少なくありません。特に人生の最終章になると、「精神性のいのち」の側面の重要性が大きくなります。心身両面での苦痛、内面での不安、迷い、悔い、恐怖などに襲われることが多くなるからです。

現代医学は身体的な疾患に対しては、大きな治療の成果をあげています。しかし、医療が科学的な思考や方法に支配され過ぎると、患者・家族の「精神性のいのち」への配慮が稀薄になる傾向が強くなってきます。そこで内面的な苦悩に対しては、心の専門家や家族や仲間などのサポートが必要となり、時には宗教家の支えが求められることもあります。

危機の時代の今、まさにそうした「癒しの文化」のニーズは高まっています。

高野山大学と高野山真言宗が広く医学・医療・心理学・哲学・宗教・文学の知識人に呼

びかけて、21世紀高野山医療フォーラムを2005年に立ち上げたのは、そうした時代状況の中で、様々な専門分野の交流によって、「癒しの文化」の進化をはかるのを目的とするものでした。そして、2016年までに東京、大阪、福岡で計11回のフォーラムを開催しました。

その講演の全記録は『「生と死」の21世紀宣言』(全8巻、青海社)にまとめられていますが、今回、それらの中から広く一般の人々がそれぞれの人生の最終章をどう生きるかを考えるうえで手に取りやすいような平易な語りの講話18編を選んで上下2巻の普及版として再構成しました。それがこの『最後まで生きるために(上)―わたしの死 あなたの死』『最後まで生きるために(下)―苦悩からの解放』の2冊です。

人生を見つめなおす書として、座右に置いて頂ければ幸いです。

2023年1月

21世紀高野山医療フォーラム理事長
ノンフィクション作家
柳田邦男

目次

1

人生の最期を穏やかに生きるために

小澤　竹俊

現在の医学で、最期を迎えつつある人の苦しみすべてをゼロにすることは難しい。そこで、苦しみがありながらも最期を穏やかに過ごすための方法について考えたい。私たちが目の前で苦しんでいる人の理解者になるためには、相手の話を聴き、「わかってくれた」という感覚をもってもらうことが必要だ。そのためにも、相手を注意深く観察し、小さな変化に気づく感性を磨きたい。

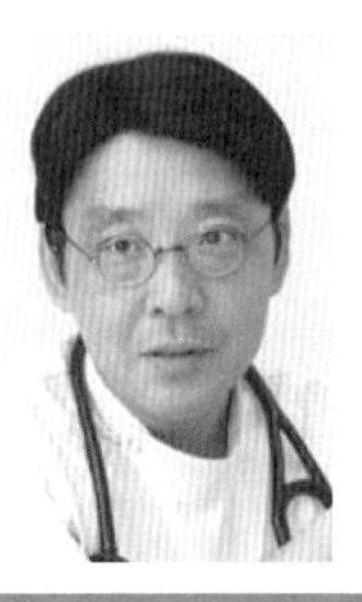

めぐみ在宅クリニック院長。1963年 東京生まれ。1987年 東京慈恵会医科大学医学部医学科卒業。1991年 山形大学大学院医学研究科医学専攻博士課程修了。救命救急センター、農村医療に従事したのち、1994年より横浜甦生病院内科・ホスピスに勤務。1996年 同ホスピス病棟長。2006年 めぐみ在宅クリニックを開院。2000年より「いのちの授業」を展開。2015年 エンドオブライフ・ケア協会を設立。現在、代表理事としてユニバーサル・ホスピスマインドを提唱し、HP・FB・YouTubeなどにて発信。人生の最終段階の人に対応できる人材育成に努めている。著書に『もしあと1年で人生が終わるとしたら？』（アスコム）、『苦しみのない人生はないが、幸せはすぐ隣にある』（幻冬舎）、『折れない心を育てる いのちの授業』（KADOKAWA）、『死を前にした人に あなたは何ができますか？』（医学書院）、その他 著書多数がある。

最期を迎えつつある人への援助

10年後の2025年、つまり団塊の世代が75歳を超えると、年間150万人の人が亡くなります。一体この方々はどこで最期を迎えるのか、これは大きな課題です。国も対策をいろいろ考えていて、地域包括ケアというサービスをしよう、そして住み慣れた自宅や地域で安心して過ごせるようにしよう、という話はよく聞きます。ただ、どうでしょう、実際に病院ではない地域でそれらにどのようにかかわったらよいのか、各論としてはなかなか話が進んでいません。

私は、もともとは救命救急の現場で働いていました。20年前から緩和ケアを学び、緩和ケア病棟に12年勤務、そしてこの8年は在宅での仕事をしてきました。学んできたなかで、地域で安心して過ごすための援助をする仲間を増やしたいという思いから、人生の最終段階に対応できる人材を育成する活動を、この7月から行っています。人間の最期はどうなっていくのだろうか、これを「メメント・モリ」と言いますね。死を知る。最期はどのようになっていくのか、一言でいうと、生まれたときの赤ん坊に戻っていきます。

今回、このフォーラムの、10回にわたる過去の資料を拝見しました。やはりご希望として多いのは、痛みや苦痛なく穏やかに最期を迎えたいという点で、これは当然だと思います。それを支える役割は、私は医師が担うべきだと思います。そばに医師や看護師がいない自宅や、介護施設であっても、痛みや苦痛がなく過ごせることが必要です。それは医師の責任と考え、症状緩和についての適切な対応を学びたいと考えてきました。

今日ご紹介するのは、日に日に弱っていく人に対して、どのような援助ができるのかということです。従来、「スピリチュアルケア」と呼ばれていたテーマを、私は意識してこのような言葉で紹介してみたいと思っています。

仕事から学んだ4つのテーマ

もう少し具体的に、この仕事を通して学んだ、次の4点を紹介いたします。1つ目は、「相手の苦しみについて、キャッチする」ということです。そばにいても、実は苦しみはなかなかキャッチできません。どんな苦しみがあるのだろう、という部分に意識を向け、それが痛みであれば痛みを和らげる。ただ、すべての苦しみを今の医学や科学でゼロにすることはできません。どんなに心を込めて一番いいケアを行っても残念ながら、歩けた人も歩けなくなり、大事な家族とお別れすることになります。

　では、どうしたらいいのでしょうか。発想を変えて、苦しみがありながら人は穏やかに過ごすことができるかについて考えます。これをできるとしたい。なぜかというと、支えがあるからです。そこで、２つ目は、苦しみのキャッチと同時に「その人の支えをキャッチする」。そして、３つ目は、「どのような私たちであれば相手の支えを強めることができるのかを知り、実践する」。これが大事なテーマです。

　しかし、実際の現場では、さらに４つ目が必要となります。というのは、現場にあるのは決していい話だけではないからです。力になりたいと願いながら力になれない、ということが現場ではよくあります。たとえばある日、患者さんは言います。「痛いのは嫌です。でも、絶対に痛み止めだけは使わないでください」。これは無理難題です。あるいは、「来年の春息子が結婚する。それまで生きていたい」。しかし、どんなにがんばっても、あと１カ月もつかどうかわからない。このように、私たちが実際の力になれないと感じるなかでこだわってきたこと、それは私たちが逃げないことです。力になれる、だからかかわれる、これは誰でもできます。実際の現場で思うことは、たとえ力になれなくても、逃げないでかかわり続けることであり、それがこの４つ目です。「支えようとする私たちの支えを知る」ことが必要になります。後でまた紹介しますが、座右の銘があります。「誰かの支えになろうとする人こそ、一番支えを必要としています」。

観察することで、苦しむ相手を理解する

さて、このなかで最初に基盤となるケアを紹介します。というのは、苦しみと支えはとても大事なのですが、最も大事なのはこのテーマなのです。「苦しんでいる人は、自分のことを理解してくれる人がいるとうれしい」。これは大事なテーマですので、みなさん覚えておいてください。

ある患者さんの言葉を紹介しましょう。「簡単に言わないでよ。先生は元気でしょ。病気じゃないじゃない。元気なあなたに私の気持ちなんてわからない。…わかんないくせになんで生きろなんて言うの？　なんで…」。この仕事はもう数日で21年目を迎えるのですが、多くの患者さんとお別れしてきました。でもどんなに心を込めてかかわっても、所詮私は元気です。1人でトイレまで行き、1人でお風呂に入り、たぶん来年の正月、家族と過ごす時間もあるでしょう。でも、患者さんは言います。「私は、もう1人でトイレまで歩けなくなりました。もう来年の正月、家族と過ごす時間もないでしょう。なんでこんな目に遭うんですか。この苦しみ、元気なあなたにわかるはずない」。

私たちは本当に、苦しんでいる人の気持ちを理解できるのでしょうか。苦しむ誰かを理

解するにはどうすればよいのか？　そのためには、注意深く観察するのです。今日は観察と言いますが、小学校・中学校で話をするときには、ここは「観察」ではなく「心配する」と言っています。

一番悲しいのは無視することです。目の前に苦しむ人がいる、でも私には関係がない。だから見て見ぬ振りをして素通りする。それが最も悲しい。ここにいらっしゃるみなさんは、そういうことはしないでしょう。「だいじょうぶですか」と心配をし、気遣い、さらにプロは観察をするのです。そして、苦しみの原因である病態を理解して、適切な治療を行っていく。

「わかってくれる人」とは？

では、改めて考えてみましょう。どんなに心を込めて相手の立場に立って考えても、本人の本当の苦しみを、他人の私が１００％理解することはできません。ではどうしたらいいでしょう？　ここで国語の問題です。この文章の主語は「私」ですが、これを変えます。苦しんでいる相手を主語にするのです。私が相手を理解することはできなくても、苦しんでいる人が目の前の私を理解者と思うことには、可能性があります。

先ほど覚えていてくださいと言った文章を、覚えていますか。「苦しんでいる人は、自分のことをわかってくれる、理解してくれる人がいるとうれしい」。つまり、苦しんでいる人は、自分の苦しみをわかってくれる人がいると、うれしいのです。では、どんな人が「わかってくれる人」なのでしょうか。説明してくれる人ではありません。励ましてくれる人でもありません。

それは「聴いてくれる人」だと言うと、「あ、知ってます。聴くことは大事ですよ」という方は結構多いのではないでしょうか。でも、あえて言います。聴くというのは、簡単なようで難しい。なぜなら、相手を理解したと思ったとき、人は話を聴かなくなるからです。ここでは、自分が相手の話を理解するのではなく、相手が「わかってくれた」と思うための聴き方を紹介しましょう。

苦しんでいる人には、自分の伝えたいことがある。それに対して私は何をするかというと、伝えたいことをまずキャッチしようとします。ここが大事ですね。苦しんでいる人は、誰にでも苦しみを言うのではなくて、相手を選びます。わかってくれそうな人、別な表現をすれば、暇そうな人ですね。忙しそうな人には、とても話しかけられるような雰囲気がありませんので。

さて、私たちは、この「伝えたいこと」をキャッチしようとし、キャッチできたら言葉にして相手に返す、たったこれだけです。「あなたが伝えたいことは、こういうことですね」、この繰り返しをすると「わかってもらえた」と人は感じるのです。実際には会話記録を学び、きちんと相手の伝えたいメッセージを反復できているか、あるいは少し待てるか、さらには支えを強めるような問いかけを行っているか、確認します。

相手のメッセージを言葉にして返す

病院の現場を再現してみたいと思います。患者さんが夜眠れないまま、もんもんとした思いで朝を迎えました。最初に会った看護師さんに向かって言います。「看護師さん、昨日の夜眠れなかったのです」。すると、看護師さんは言います。「だってあなた、昨日の昼、ずっと寝ていたでしょう！」。これは全然うれしくないですね。しかし、よく見かける光景ではあります。患者さんとしては、「ああ、わかってくれない」、そんな思いでしょう。

次にやってきた看護師さんにもう一度言います。「看護師さん、昨日の夜眠れなかったのです」。すると、その看護師さんは、にっこり笑って言いました。「わかりました、今晩、睡眠薬を増やしましょう」。これも気持ちはわからなくないのですが、あまりうれしくないですよね。

さて、どのような言葉を返すと、この患者さんは思わず「そうなんです」と言うか。もう一度復習します。相手がわかってくれたと思える聴き方とは、相手が伝えたいメッセージを言葉にして返すことです。この患者さんが伝えたかったことは「昨日の夜眠れなかった」。ですから、こう返します。「昨日の夜眠れなかったのですね」。すると、患者さんは「そうなんです。昨日の夜、隣の人が一晩中うるさくて」。

続いて何て言いましょうか。「わかりました。今晩、耳栓貸しましょう」ではなく、もう一度反復を入れます。「昨日の夜、隣の人、一晩中うるさかったんですね」と言うとしばらく沈黙があって、こう続きます。「でもね、看護師さん。私、この病気で入院して、もう3週間経つのにちっともよくならなくて、このまま病気が治らないんじゃないかと思ったら、家で待ってる主人や子どものことが心配で、夜眠れなくなりました」。

私たちはどうしても、苦しむ人の前に立つと励ましたくなるのです。「だいじょうぶ、元気になるよ」。でも、残念ながら実際は違います。だいじょうぶではないのです。別にこれは人生の最終段階、終末期だけにあてはまることではありません。

「わかってくれた」という感覚をもってもらうことこそ、残り続ける援助の可能性だと私は思います。ぜひ、家に帰って一度試してみてください。今まで5分と続かなかった夫婦の会話が、30分続くことを期待します。この「わかってくれる」感覚は、ケアの基盤となります。相手を理解しようと思うことはとても大事です。でも、どんなに心を込めて相手の立場に立っても、所詮私たちは他人。本人の本当の苦しみを、他人の私が１００％理解することはできません。

ただ、苦しむ人から見て私たちが「わかってくれる理解者」になれる可能性はあります。「わかってくれる人」はそんなにたくさんいなくてもいい、たったひとりでもいいのです。苦しんでいる人が誰にも言えない、誰にもわかってもらえない、誰にも打ち明けられない悩みや苦しみを、たったひとりわかってくれる人が現れたら、きっと世の中は違って見えることでしょう。どんな人がわかってくれる人か、それは励ます人ではなく、聴いてくれる人なのです。

小さな変化に気づく感性を磨く

さて、これらのことを押さえたうえで、実際に目の前に苦しむ人がいたら何ができるのでしょうか。最初のポイントは、「苦しみのキャッチ」です。なぜ、これを言うかというと、目の前に見えていてもなかなか気がつかないことがあるからです。たとえば、みなさんが朝のニュースを見ていたとします。いろいろなニュースがあります。見終わったあとに、

「どんなニュースでしたか?」と尋ねます。大体は覚えています。ここで別の質問をしてみます。「では、ニュースキャスターのネクタイの色は何色でしたか?」、すると不思議です、覚えていないんです。ネクタイをしていなかったから覚えていないのではないんですね。ポイントは、目の前に見えるから気がつくわけではないということです。

私たちは、苦しむ人の力になりたいと思うならば、その何気ない変化に気がつく感性を磨きたいと思います。

苦しみは大人だけのものではない

次に、「苦しみのキャッチ」の仕方を、小学校の「いのちの授業」でどう伝えるかということです。小学校へ行くと、子どもはいろいろなことを言います。そのなかで代表的なものは、小学生3大苦です。「朝起きることがつらい」「宿題がつらい」「花粉症がつらい」。さて、この3人に共通するつらさを、小学校5年生か6年生にわかる言葉で20字以内にまとめてください。この答えをは、簡単なんです。線を2本引きます。上の線は希望、下の線は現実です。「苦しみとは何か?」、つらさ(苦しみ)とは希望(上の線)と現実(下の線)の開きなのです。

まず、「朝起きることがつらい」。この人の希望は、寝ていたいんですね。でも、起きないといけないからつらい。これが一転するのが、ディズニーランドに行く日です。朝、早いですよ。いつもは7時半か8時ぎりぎりに起きる子どもが、4時半には起きて始発に乗って出かけます。

次に、「宿題がつらい」。この人の希望は、宿題をしたくない。でも、しないといけないからつらいんですね。勉強が好きな人は、宿題がつらいとはおそらく感じないでしょう。宿題がありながら、しないで平気で学校に行ける、これも宿題はつらくありません。宿題がありながら、しなくても希望と現実の開きがないんですね。

最後に、「花粉症がつらい」。鼻がスースーするといい。でも、ズルズルすすらなくてはならない。

いかかでしょうか。ここで言いたかったのは、死と生の問題は重たいテーマではありますが、苦しむのは、何も命が限られた病気の患者さんと家族の問題だけではないということです。生老病死、四苦八苦、まさに生まれながらの苦しみがあるとすれば、これは子どもから大人までの共通するテーマです。

スピリチュアルな苦しみ

ホスピス緩和ケアでは、専門的に苦しみを4つに分けますが、現場では、先程の「希望」と「現実」の開きを感じることができれば、相当にキャッチできると思っています。

身体的な苦しみ、たとえば痛みや息切れや身体のだるさは、薬物などで対応可能です。精神的な苦しみとしては、眠れない、あるいは気持ちが滅入るということがありますが、これを抑うつといいます。あるいは何かが見えたり、ときどき病院の中で点滴の線を引っ張ったりしてしまう場合を、夜間せん妄といいますが、これも薬物や環境の整備などで対応可能です。そして、社会的な苦しみとして、経済的な困窮、あるいは社会的な役割の喪失などがあります。こういった苦しみに対しては、社会保障制度や地域の各種サービスの利用で対応が可能かもしれません。

これらの対応可能な3つに対しては、ここではあえて言及しません。難しいのが、どんなに医学や科学が発達しても、私たち人間には答えることのできないきわめて理不尽な苦しみ、スピリチュアルな苦しみです。「スピリチュアルな苦しみは、自己の存在と意味の消滅から生じる苦痛（無意味、無目的、無価値）」とは、京都ノートルダム女子大学の村田久行先生の定義です。

たとえば、40代半ば、たばこも吸わない、毎年健康診断を受けても何も引っかからなかったお父さんが、ある日体調を崩して病院に行くと、がんがみつかる。みつかったときにはもう全身に転移して、手術もできない。抗がん剤治療でも、よくて1年、早ければ3カ月で命が限られる。きわめて理不尽です。その方が言います。「どうして、私がこんな目に遭うんですか。ほかにもっと悪い人は、たくさんいるじゃないですか。おかしいです」。

この言葉には、私たちは答えられないんです。どんなに医学や科学が発達しても、この「なんでこんな目に遭うんだ」という問いには誰も答えられない。この問題をどう深めていくかも、今日の大きなテーマです。

苦しみを抱えながらも穏やかに生きるために

さて、改めて本題に戻りますが、私は「苦しみ」というものを意識してこの仕事をしてきました。どんなに医学や科学が発達しても、苦しみは残り続けます。では、どうしたらいいか。そこで考えていきたいのは、苦しみを抱えながらも人が穏やかに生きられる可能性を探りたい、ということです。可能性があるとすれば「支えのキャッチ」です。

苦しみがなければいいのではないのです。人は苦しみを抱えながら、たとえまもなくお迎えがくる今際の際であったとしても、自らの支えをしっかりと保つことができるならば、穏やかさを取り戻します。支えには次の3つがあります。将来の夢（時間存在）、支えとなる関係（関係存在）、そして選ぶことができる自由（自律存在）です。

まず、将来の夢（時間存在）に関してです。私たちはただ単に今を生きてはいません。過去のさまざまな体験から将来の夢に向け、今を生きようとします。たとえ今がつらくても苦しくても、将来の夢がしっかり描けたならば、それは生きる力になります。

「いのちの授業」で子どもたちに伝えたいこと

ここで、この仕事をしていて経験したことをひとつ紹介します。それは、何気ない現場の何気ない一言で、誰かの人生が変わるかもしれない、ということです。「いのちの授業」としてさまざまな現場に行くなかで、私がなぜこの仕事に就いたのか、その可能性とともに紹介しています。また、みなさんが現場で仕事をしていて将来がみえないときには、ときどき過去を振り返ってみる。すると、なぜこの仕事に就こうと思ったのか、今を生きる理由がみえてくるかもしれません。ここで、タイのCM動画を見ていただきましょう（タイの携帯電話事業者 TrueMove H 制作のＣＭ動画が再生される)。

いかがでしたか。この動画では、まず小さな子どもが万引で捕まります。盗んだのは、決してお菓子やおもちゃではありません、痛み止めでした。店主に咎められています。そこへ隣の店のおじさんがやってきて、「なんだなんだ?」と尋ねます。よく見ると、子どもが盗んだのは薬です。「お母さんは病気なのか?」、小さくうなずく子ども。おじさんはその薬を買い、お店の野菜スープをつけて渡します。これが30年前のできごとです。

30年後、おじさんは脳出血で倒れ、集中治療を受けます。高額な医療費がかかり、もう支払いが難しく、お店を売らないといけない。その状況下で、しかし気づくと医療費がゼロになっていて、主治医からの手紙が添えられています。「すべての治療費は30年前に支払い済みです。その３つの鎮痛剤と野菜スープによって」という手紙です。おじさんが助けた子どもが、30年後におじさんを診るお医者さんになっていたのですね。

ここで何が言いたいかというと、何気ない私たちの行いが、これから社会に出る子どもに大きな影響を与えるかもしれない、ということ。２０００年から小学校・中学校で行っている「いのちの授業」のこだわりは、ここにあります。この仕事を通して学んできたこと、苦しみから何を学ぶのか、その可能性を子どもたちに話しています。

この６月、神戸のある学会で「いのちの授業」の活動報告をしたあと、20代のソーシャルワーカーの方があいさつに来て名刺交換をしました。すると、その人がこう言うんです。「私が小学校3年生のときに、先生が私の小学校に授業に来てくれました。そのときのことをすごく覚えていて、医療従事者に就きたいという思いから、去年、病院でソーシャルワーカーとして働くようになり、今日あいさつに来ました」。その人に話をしたのは14年以上前なのですが、本当にうれしかったのを今でも覚えています。

改めて将来の夢ということで考えると、どうでしょう、資格を取るためにがんばって勉強に励む。甲子園に行きたいと、厳しい練習をする。お母さんは、子どもの卒業式でお気に入りの服を着たいので、体重を落としたい。お父さんは、マイホーム購入のためにお金を貯めたい。おじいさんは、孫が結婚するまでに元気でいたい。死んだら戦友に会ってお礼が言いたい。これらもまた将来の夢です。

さまざまな「支え」

次に、支えとなる関係について考えてみましょう。人はひとりでは弱い存在です。ちっぽけで何もできない。ところが、その人を心から認めてくれる相手が現れたとき、支えとなる関係性が与えられたとき、人は一転して強くなります。

私の患者さんには、最初の自宅訪問からお別れまでが早ければ数日、あるいは2～3週間の方が結構多くいらっしゃいます。そういうなかで、1回1回の出会いを大事にします。「初めてこの病気を知ったときは、どんなことを感じたでしょう？」「どうでしょう、振り返ってこの2年半がんばって治療を続けてきて、闘病中に支えになったものはありますか？」といった問いかけをします。

ある人は言います。「家族です。自分はもう十分生きたし、もし家族がいなかったら、まぁいつ死んでもいいかなと思っていました。でも、まだ孫が小さい。せめて孫が小学校に上がるまで元気でいたい。その思いで、本当は受けたくなかった手術や抗がん剤を受けてきました」。それを聞けば、「お孫さんが小学校に上がるまで、その思いでがんばって戦ってきたんですね」と、お孫さんという関係の支えをキャッチできます。

ある人は言います。「つらいときには、いつもそばに友人がいてくれました」。たとえ、ひとりで身寄りがない方であっても、支えのある方はいくらでもいます。一方、家族がいながら支えにならないこともあります。飼っている犬の顔を見ると、とても笑顔になる。信仰もしかりですね。何があっても神様、あるいはここでは仏様になるのでしょうか、そういう、人を超えた存在とのつながりを感じると、穏やかさを保つことができます。「亡くなった主人が、いつも心の中で支えてくれている」。これも支えですね。

ある中学生の書いた詩を紹介します。今は血液の病気も治る時代です。でも、治療中には髪の毛が抜け、吐き気が伴います。受けなくて済むなら誰も受けたくない治療を、「受けよう」と思う力がどこから来るのでしょう。1つは将来の夢です。今まで以上につらい治療で薬もいっぱい。でも、それを乗り越えれば、将来元気になれる、病気が治る。外に出てみんなに会える、家に帰れる。いろんなやりたいことができる、という将来の夢。これは確かに支えに違いありません。

でも言っています。「ひとりでは乗り越えられないかもしれない」。大きな困難、大きな苦しみを前に、人間はひとりだけでは逃げ出したくなる弱い存在かもしれません。だけど、手を伸ばせば、先生がいて看護師さんがいて、家族がいて、みんながいて、この支えがある。だから、乗り越えていきたい。乗り越えられる。頑張りたい。これが、関係の支えですね。

どうでしょう、みなさん。現場でつらいとき、家庭に帰って苦しいとき、手を伸ばすと誰がいるでしょうか。どんな支えがありますか。たとえつらくても、たとえ苦しくても、手を伸ばせばこの人がいる、この支えがある。そう思えるのであれば、それは幸いであります。

あるいは、私たちが、苦しむ誰かの支えになりたいと願うとき、どんな私たちであれば

「手を伸ばせば、あなたがいる」と言われる私たちになれるでしょうか。それは、ただ単に、がんばれと励ますだけの私たちではありません。ただ単に、苦しみの原因を説明するだけの私たちでもありません。あるときは一緒に笑い、あるときは一緒に涙を流し、たとえつらくても苦しくても逃げないで、そばでじっと耳を傾け聴くことによって、「手を伸ばせばあなたがいる」と言われる私たちになるでしょう。

存命中から始まる、グリーフケア

この関係の支え、これは何も手で触れ、目で見え、耳で聞こえるだけのものではありません。このフォーラムでは以前から、大事な人と別れるグリーフのテーマが出てきました。大事な人を失ったにもかかわらず、その人との心と心の絆がしっかりと描けたならば、なおこの支えとなる関係は成立します。

大事な人を失った悲しみを癒すことは、簡単ではありません。大事な人を失った悲しみと誠実に向き合うために、いつからグリーフケアが始まるのか。それは亡くなってからではなく、私は、まさに存命中から始まると考えています。

よく言いますね、「最期の場面でも耳は聞こえるから、どうか声をかけてください」と。

いろいろな声のかけ方がありまして、「おじいさんありがとう。だから、遺産は私に多くね」とかね。そういう声のかけ方ではなく、こういう表現をします。

「もし、おじいさんに話ができたら、娘さん、息子さんにどんな声をかけるでしょうか」と聞くと、「きっと私には、おばあちゃんの面倒をみろと言うと思う」「娘の私にはきっと、兄弟仲良くしろと言うと思う」などと答えがあります。そこで、「もし、おじいさんからのメッセージを感じられたら、そういう言葉をしっかりとおじいさんに返してあげてください。その内容が合っていると、おじいさん、『そうなんです』と言いますから」と伝えるのです。

これは大事なイメージなのです。その人が伝えたいメッセージを家族が感じることができ、それを返すことができて、その人がそうだと言えたならば、亡くなったあとも会話が成立します。おじいさんが亡くなって2年になる。天国でおじいさんが私たちのことを見ていてくれたら、どう思うか。きっと、おばあちゃんの面倒をみてくれることを喜んでくれるだろう。兄弟仲良くすることを喜んでくれるだろう…。この会話はいつから始まるか、それは亡くなる前、闘病中からなのです。

大きな支えとなる、「選ぶことができる自由」

さて、「支え」の3つ目、選ぶことができる自由、つまり自律存在はとても大事な支えです。人生の最期を穏やかに過ごすために、みなさんと一緒に考えていきたいテーマです。たとえば、ひとりの人間として療養場所を選ぶことができる。自宅が選べたり、施設が選べたり、病院が選べたり。希望する医療を受けることができる。これは大事だと思います。

また、役に立つこと、役割をもつことも、大事な支えです。「キョウヨウ」「キョウイク」です。どんな漢字をあてるかわかりますか？　教える・養う、教える・育む、ではないのです。「キョウヨウ」は、「今日、用がある」です。「キョウイク」は、「今日、行くところがある」なのです。定年後に何もすることがなくてボーッとしていると、だんだんと生きる意味を失ってしまうので、「今日、用がある」というのが大事です。

そして、もうひとつの緩和ケアの難しいテーマは、ゆだねる相手、手放す相手がいるかどうかということです。この逆は、ゆだねられない、手放せない状況です。たとえば、ひとりでトイレに行くことができない患者さんが、しばしば死にたいと口に出すのを耳にします。自分でできたことができなくなる。これをなぜ、選ぶことができる自由の枠組みで紹介するか。選ぶことができる自由として、排泄ではどういう選択肢があるでしょう。ひとりで行く、車いす、ポータブル、おしっこの管を入れる、と複数あるなかで、本人はひとりでトイレに行きたいと思っている。ところが、トイレに行けなったために選ぶことができる自由が奪われ、しばしば「死にたい」と言う。では、どうしたらいいか。

「障害者自立支援」という言葉には「自立」をあてます。一方、私は村田先生から教えていただいた、律するほうの「自律」をあてます。立つ自立になくて、律する自律にあるのが、選ぶことができるという概念です。排泄の大事な選択肢として、ひとりでトイレに行くというものがあります。本当は自分でトイレに行きたい。しかし、それができなくなったとき、その大事な選択肢をほかの誰かにゆだね、その選択肢を手放すことができたとき、その人はひとりでトイレに行けなくなったとしても、支えを失わずにすむのです。

ただし、それには相手が必要です。誰に自分の大事な排泄の世話をゆだねるのか。手放すのか。誰でもいいのではなく、その相手は信頼できる人です。そこで誰を信頼するかというと、わかってくれる人なんです。わかってくれる人か、聴いてくれる人です。

冒頭から数多く紹介してきた基盤となるケアが、実はここで生きてきます。知識をたくさんもっている人が、上から目線でこれをしなさいと言っても、相手にとって「わかってくれる人」にならなければ、ここで生きてこないんですね。苦しむ人が、誰にゆだねるのか。私たちが苦しむ人から見て、ゆだねていただける私たちになっているか否か、そこに私はこだわって仕事を続けていきたいと思っています。また、それを緩和ケアの大事なエッセンスとして、単なる痛み止めの世界ではない、単なる看取りの世界ではないことを紹介したいのです。

選ぶことができる自由として、たとえば「最期まで穏やかに自宅で過ごしたいと願っていた。今はその希望が叶って、自宅で過ごすことができている」という場合、療養場所を選ぶことができていることが支えになります。「痛みがないといいと願っていた。今はその痛みがなく、穏やかに過ごせている」、これも、痛みがないことを選ぶことができている。「もう料理はできなくなった。でも学んできた料理を子どもや孫に教えることができる」、これも役に立つとして、支えにしていいですね。「本当は自分でトイレに行きたいが、ひとりでは行けなくなった。でも、信頼できる介護の人にゆだねてもよいと思えるようになった」、これも支えです。

「ただ私であるだけで尊い存在」になるために

緩和ケアの大事なエッセンスとして、今までできたことができなくなり、その人がしばしば「死んでしまいたい」と思うような苦しみのなかで、「こんな自分でも生きていてよいのだ」と自分を認めることを、専門用語で自尊感情・自己肯定感と言います。

どんなときに、人は自分のことを大切だと思えるのでしょうか。「よくできました」と言われる、試験に受かる、試合に勝つ、役に立つ。英語で言う「Very Good」もわかりやすいですね。有名なクリスマスソングにも出てきます。いじめに遭っていつも泣いている、でも役に立つというクリスマスソング、わかりますか？　そう、赤鼻のトナカイさんですね。トナカイさんは、鼻が赤いという理由で、いつもいじめに遭って泣いています。ところが、サンタのおじさんがクリスマスの夜に言うんです。「暗い夜道、ピカピカのお前の赤い鼻が役に立つのさ」。この言葉に、トナカイさん、今宵こそはと喜ぶんですね。役に立つことが自尊感情・自己肯定感を育む、というクリスマスソングです。心して歌いたいと思います。

ただ、役に立つときはいいんです。たとえば、ここにボールペンがあります。なぜこれがいいのか。字が書けるから、役に立つからです。インクが切れたら、どうしますか？　捨てますよね。インクが切れ、役に立たないボールペンは捨てればいい。では、人間はどうしますか？　人間は役に立たなくなったら捨てますか？　正解は、捨てます。「え？」って思いますよね。わかりやすい例は、プロ野球選手です。役に立つから、年俸何十億円です。役に立たなければ、実は一銭も入りません。

役に立たない、つまり今までトイレにひとりで行けていたのが、だんだんできなくなる。家族に迷惑をかけてしまう。このままじゃだめなんじゃないか…。さて、どうしたらいいでしょう。そこで考えたいことは、何もできない私でも、役に立たない私でも、自分のことを大切に思えたらいい、ということです。みなさんの身の回りで、役に立たないし何もできないけど、大切なものはありますか。間違ってもお父さんとは言わないでくださいね。決して、粗大ゴミではありません。こないだの小学校では、「先生、お父さんはたぶん生ゴミです」と言っていましたが、どちらもよくない。

私の場合、それは時計です。時計は時刻を見るために役に立ちます。でも、壊れても決して捨てません。理由は簡単、亡くなった父の形見だからです。心から尊敬する父が着けていたという関係性の支えが、時計を大切にさせます。

緩和ケアの魅力は、実はここにあります。ただ単に痛み止めを処方するのではないんです。こんな自分が大事だと思える理由に気がつくのです。健康なとき、人は自分と人とを比較します。自分のほうが仕事ができる、役に立つ。しかし、役に立たない、何もできない状態になったとき、苦しみを通して何を学ぶか。それは「支え」です。健康なときや、うまくいったときには気がつかない、病気やケガ、困難・苦しみから学ぶこと、それは本当の支えになります。そこに気がつくと、人はたとえ何もできなくなったとしても、「ただ私であるだけで尊い存在」になるでしょう。

それぞれの現場で、職場で、一番の技術、知識、経験を磨きたいと思っても、もともと私たちはオンリーワンなのです。そして、それは私たち1人ひとりの支えから与えられるものでしょう。

できない自分、本当の自分を認める

さて、先程、「Very Good（よくできました）」を紹介しました。これはわかりやすい自尊感情です。でも、どうでしょう。できたことができなくなるのは、とても「Very Good」とは言えません。そこで、もうひとつの英語を紹介します。それは「Good Enough」、つまり「これでいいの」です。できない自分を、なおできない自分のまま認めることができたらいいですね。

歩けた人が歩けなくなる。やがて間もなくお迎えがくる状況で、他人に排泄の世話をされたり、家族に迷惑をかけたりいます。そんな人が、「これでいいの」と思えるでしょうか。しかし、その可能性をやはり大事にしたいと思っています。この人はこんな生き方をしてきたんだと、その生き方を応援できたとき、そして自分がこの世に与えられた大事な命だと気づいたとき、もしかすると「これでよい」と思い、ありのままの自分が好きになれるかもしれません。

最も支えを必要としているのは、支えようとする人

支えられ方は、1人ひとり違います。たとえ間もなくお迎えがくる人であっても、自分の大事な支えに気づくと、希望の光を見いだせる可能性があることを、現場で学んできました。次の4つ目は、ポイントだけ紹介しましょう。最後に紹介したかったテーマ、それは、現場は決していい話だけではないということです。「痛いのは嫌だ、でも痛み止めを使ってほしくない」と言う患者さん。もう歩けなくなった状態で、「お願いです、リハビリをしてください」と言う患者さん。「あの嫁にだけには、下の世話になりたくないんです」と言う患者さん。

緩和医療をいろいろ勉強しました。ニーズや希望に応えたいのです。でも、患者さんの状態によっては、何もできないことがあります。さらに心理学や哲学を学んでも、何もできない。それでも患者さんから逃げないでかかわり続けるために、どうしたらいいだろうと考え、学んだのがこのテーマです。それは、「支えようとする私たちこそ、一番支えを必

要としている」ということです。

これは、私の言葉ではありません。私の「いのちの授業」を聞いてくれた高校1年生の感想文にあったのです。「私はこの『いのちの授業』を聞いて、誰かの支えになろうとする先生こそ、一番支えを必要としていると思いました」。感動のあまり、座布団を2枚あげました。

開業すると地元の駅から広告を出すよう催促され、しぶしぶ、もう仕方がないからこれでいいですか、と広告を出しました。相鉄線の瀬谷という駅です。看板には、「誰かの支えになろうとする人こそ、一番支えを必要としています」と書いています。そのほかに、座右の銘としているクリニックのゆるキャラのロゴがあり、ほとんど読めない字で「めぐみ在宅クリニック」と書いてあります。

力になれるとき、人は支えを必要としません。何でもできます。しかし、現場でほしいのは、たとえ力になれなくても、苦しむ人から逃げないでかかわり続けられる人です。そのためには、私たち1人ひとりに支えが必要ですね。

苦しみから支えを学ぶ

これから10年後には、団塊の世代が後期高齢者となり、多死時代を迎えます。地域包括ケアはとても大事です。ただ、各論として、1人ひとりの最期にどのようにかかわるかについて、きちんと言語化できたものはほとんどありません。今日、紹介した内容は、そのうちのひとつです。「人生の最終段階に対応できるプロジェクト」ということで、JSP（当時）と略します。ちなみに略語の紹介として、みなさん、NHKが何の略かは知っていますね。日本放送協会ですね。TKGは知っていますか？「卵かけご飯」の略ですね。JSPは、人生の「J」、最終段階の「S」、人材育成プロジェクトの「P」の略です。

日本の場合、4と9を避けてきました。当然いいことは話したい、でも悪いことは避ける。しかし、そうではなく、私には苦しみから支えを学ぶという文化を伝えていきたいという思いがあります。私に代わり、この話を地域の学校に伝える人が増えていくこと。さらに、この話を聞いた子どもたちが、やがて苦しむ人のために働きたいと思うこと。いつの日か、どんな病気でも、どこに住んでいても、安心して最期を迎えられる社会が来ること。そして、このJSPの講習会を全国展開したいという夢があります。JSPの講習会を基礎に２０１５年４月エンドオブライフ・ケア協会が設立され、今は全国で研修会が企画実施されています。関心のある方は、いくつか本を書いていますのでご参照ください。たった1回の出会いで人生が変わるかもしれない、その思いで今日は参りました。どうもありがとうございました。

2

有為の奥山けふ越えて
―「相補性」で命を考える

玄侑 宗久

仏教の中には、たとえば有為と無為というような「相補性」の考え方がある。反対語ではなく、両方なければいけない、相補いながら並列している考え方がたくさんある。朝日の中にお出ましになる薬師如来と夕陽の中にいらっしゃる阿弥陀如来も極めて相補的。医療において命を考える時もこの考え方が必要だ。

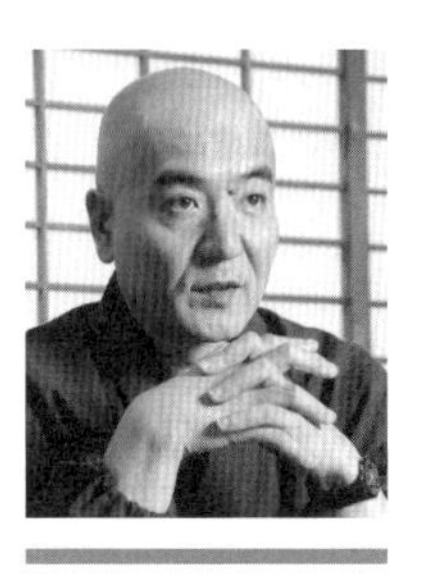

福島県福聚寺住職。１９５６年福島県生まれ。慶應義塾大学文学部中国文学科卒。27歳で天龍寺専門道場に入門。２００１年『中陰の花』で第１２５回芥川賞を受賞。人間の病や末期あるいは死を正面から見つめた小説多数。近著は解離性同一性障害を扱った『阿修羅』（講談社）。福島県立医大経営審議委員。２０１４年『光の山』（新潮社）で芸術選奨文部科学大臣賞を受賞。

「いろは歌」から

こうして高野山という聖地にお招きいただきまして、大変うれしく思っております。昨日泊めていただいた普賢院さんの住職さんは医学博士であり、そして内科の先生なのですが、特別養護老人ホームもつくられている。もうすでにそういう実践がこのお山でなされているのだなと実感いたしました。

「有為の奥山けふ越えて」――これはご存知の「いろは歌」です。「いろは歌」は、今、91から92歳の方は小学校に入った時に1年生で習ったはずです。それ以後は「あいうえお」になりました。この「いろは歌」の意味は、学校ではあまり教わりません。特に小学生に教えるようなものではないわけです。しかし、ここに込められている日本人の死生観と言いますか、私はそういうものが非常に重要だと思います。

「いろは歌」をつくったのは空海さんではないかという説もあります。高野山にふさわしいのではないかということで、本日はこの歌を導入したいと思います。

はじめにこの「いろは歌」、ご承知だと思いますけれども、一応全体を申し上げておきます。「いろはにほへと　ちりぬるを　わかよたれそ　つねならむ　うゐのおくやま　けふ

こえて　あさきゆめみし　ゑひもせす」という47文字です。これに「ん」が入りまして48文字。同じ文字が2度使われていないという、これは神業ですね。しかも、こういう歌を勝手につくったのではなくて、この歌はお経の翻訳なのです。

夜叉説半偈というお経から

もともと「夜叉説半偈」と言われるお経があります。それはどういうお経かというと、お釈迦様が、前世においてヒマラヤ山中で修行をされていたころに聞いたお話です。そのころのお名前を雪山童子（せっせんどうじ）と言いました。何のためにヒマラヤで修行していたかというと、死ということについて知りたい、死とは一体どんなものかということが知りたいと思って修行していました。するとどうも向こうのほうから歌が聞こえる。この聞こえてくる歌が死について言っているなと思ったのです。歌っている人を呼びとめますと、それが夜叉だったわけです。夜叉というのは人間を食べるのが大好きであります。「その歌をもっと聞きたいのだけど」と雪山童子が言いますと、「教えてあげてもいいけど、教えてあげたらあんたを食べてもいいかい」と言ったのです。その歌が死についての歌であるということを聞きまして、「死について最後まで聞けてわかるというなら、死んでも良いのではないか」と思った。そういうことで最後まで教えてもらったという話です。

その歌というのは、漢訳ですけども、こういうものです。

「諸行無常　是生滅法　生滅々巳　寂滅為楽」

「諸行は無常なり　これ生滅の法なり　生滅滅し巳わって　寂滅を楽と為す」

最も古い型である四言絶句です。五言絶句や律詩が生まれる前の、一番古い漢詩のスタイルですね。それで、この歌を聞いて、死というのはこういうものかと、優秀な雪山童子はわかったわけです。そして従容として夜叉に食べられました、というお話なのです。

しかし、われわれには歌をぱっと見てもわからない。聞いてもわかりません。ちなみに、お葬式などの時に本堂から埋葬する場所まで行列を組みます。行列を組むときに竹を持って、そこに幡をお付けするのですが、その幡にこの言葉が書いてあります。よくこの幡の隣に龍などを置いたりします。もともと「夜叉説半偈」というお経だったわけです。それを日本人にもよくわかるように訳したのが空海さんであると言われているのですが、ここはちょっと疑問があります。

しかし、まずこの見事な訳をご覧いただきたいと思います。諸行は無常なり、これ生滅の法なり。世のあらゆるものは常なく移り変わる。これが生滅の法である。生じたり滅したりを繰り返している命の定めであるという意味であります。

生滅—繰り返される命

この「生滅」というのは、ちょっとわかりにくいかと思います。日常われわれが使う「生滅」、あるいは「生死」（しょうじ）といいますと、一生に一度生まれて一生に一度死ぬというイメージが強いわけですけれども、仏教的にはそういうふうに考えておりません。むしろ体を医学的に見た場合の生死に近い。つまり、細胞単位の生死です。

生きているということは、次々に細胞が生まれてきているということであり、同時に次々に細胞が死んでいっているということです。われわれの脳は、どうしても同じと思いたいという癖があります。生まれたら生きっ放しみたいに思いたいのでありますが、実際にはそうではありません。お風呂に行けば、われわれの死んだ細胞は垢としてこすられていく。トイレに行けば、飲んだものだけでなく、細胞の死骸もおしっこには入っているわけです。

どのくらいの入れ替わり方をしているかと申しますと、専門家が多い中で恐縮ですけども、非常に大量に生まれているという意味では赤血球、これが1日に5000億個から6000億個生まれて、1日に5000億個から6000億個死んでいっている。ただし赤血球は寿命が100日程度あって、同じ赤血球がそのくらい生きています。もっとスピーディに入れ替わるのは白血球です。白血球は寿命が約24時間ですから、昨日の朝と同じ白血球はもう一つもないのです。そういう意味では今日の免疫力は昨日と違う。ということは、この私は、昨日とかなり違うわけです。そういう繰り返される生死というものを、ここで言う「生滅」だと思っていただきたいと思います。

諸行は無常なり、これ生滅の法なり。

そういう「生滅」を繰り返す命という意味で、ここに「生滅」という言葉を使っております。これを、「色は匂へど　散りぬれど　我が世たれぞ　常ならん」と訳したわけです。非常にすっきり、そのままです。「綺麗な色で良い香りで咲いていた花もやがて散ってしまう。この世に一体、変わらぬものがあるのだろうか。すべてが移り変わるのだな」、というわけです。

「色は匂へど」の「色」というのは、当然、仏教の色即是空の「色」も掛けております。また平安時代の「匂ふ」は視覚的な鮮やかさを表します。どんなに美しい花も、形あるものはやがて滅びるわけです。

そして続いて後半、この後半が聞きたいと言って雪山童子は命をかけました。

「生滅、滅し已わって、寂滅を楽と為す」

生じたり滅したりということが命の定めではあるけれども、この生じたり滅したりという変化そのものが滅してしまう、変化が無くなってしまう。これが死です。そして変化が無くなった状態のことを「寂滅」と言います。別な言葉で「ニルバーナ」(Nirvana)、「涅槃」と申しますね。「涅槃」、「寂静」、同じ意味です。この変化のない「寂滅」の状態を今後は楽しみにしていくのだな、と。そういう歌です。

生きている間は変化こそが楽しみであります。子どもが大きくなったとか、自分が成長したとか、変化することが楽しみですけども、これからは変化しないという状態を楽しみにしていく、という歌なのであります。

有為と無為

「いろは歌」という日本語訳では非常に違った訳になります。違ったと言いますか、日本的なと言いますか…。訳した方は、このままではよくわからないと思ったのでしょうね。そして、「有為の奥山 今日越えて浅き夢見じ 酔ひもせず」と訳したわけです。

「有為の奥山」などというのは、原文にはまったくない言葉です。「有為の奥山」とは何かと申しますと、人生のことです。有為というのは「有為な青年」などと申します。私はこう思って行動している、こういうふうに意思して、こういう心づもりで生きている、ということです。

われわれは一生の間、有為の奥山を登っていくように生きている。こうしようと思ったからこうしている。よくよく考えながら進んでいるというわけです。ところが有為の奥山を今日越えてしまった。これは必ずしも、死んでしまったと思わなくても良いと思います。こうしようああしようというような脳の働き方が、ちょっと停止している状態です。

これはいろいろな場合にあり得ます。たとえば痴呆症の呆という字です。呆（ほう）ける。ぼけるとも読みます。あの字はそういう働きがやんだ状態だと思います。必ずしも悪い状態ではない。「私」というのが休んでいる。「有為の奥山」を越えているんです。普段は意志的な人生を歩んでいますから、少しでも山に登るように、昨日より少しでも高く、明日はもっと高くと思いながら生きているわけです。それが、今日頂上を越えてしまったのです。有為の奥山を越えると、どこに行くのかといいますと、無為自然な状態です。

有為と無為、これは反対の言葉です。ちなみに仏教でいう「ボーディ」「ボーディサットバ」の「ボーディ」です。「ボダイ」あるいは悟り。その言葉は最初の中国語訳では「無為」と同じだとされました。有為の反対の無為です。

悟りは、最初、「無為」と訳されたんです。有為の奥山を越えた「無為」というのは、仏教的な悟りの状況を意味します。そして「有為の奥山を今日越えて」みたら、「浅き夢見じ酔いもせず」。これは、有為の奥山を越えてみたら、これまで見えていなかった世界がすっきりくっきり見えた。そして今、振り返って有為の奥山のたどってきたところを見ると、どう考えても浅い夢だったとしか思えない。あるいは酔っぱらっていたとしか思えない。ですが、これからは浅い夢など見ませんよ、酔っぱらいもしませんよ、と。すっきりはっきり進んで行きます、とうたっているわけです。

これが死によって起こることだと「夜叉説半偈」はうたい、そして訳されたこの「いろは歌」も示しているわけです。死も、まんざら悪いことではないんですね。それと知らずにわれわれは「いろは歌」に親しんできた。いつの間にかこういう死のイメージに、意味はわからなくても、親しんでいたのではないかという気がするわけです。

「相補性」という考え方

今日は、この「いろは歌」をきっかけにして話したいと思うのです。仏教の中に非常に強く「有為」と「無為」というような「相補性」の考え方があって、これは反対語と考えなくて良い。要するに「両方なければいけない考え方」なのです。「相補い合いながら並列している考え方」というのがたくさんあります。それが、スピリチュアルということを考える時に、非常に重要なのではないかという気がします。

「相補性」という言葉は、もともと物理学者のニールス・ボーアという方が70年以上前に提唱された考え方です。量子力学の分野で生まれました。人間はギリシャ時代にデモクリトスが原子（Atom）を発見して以来、もっと小さい要素があるだろうと探ってきたのです。そして、分子の中に原子があり、原子の中に電子と原子核がある、原子核の中に陽子と中性子があるということを解明してきました。ところが、どこまでも細かくそれを突き詰めた結果、電子にしても光の単位である光子にしても、粒子が見える時と見えない時があることがわかってきたのです。粒子がどのように現れるのかということは、確率でしか示せないということもわかってきました。

この考え方を当初、アインシュタインは「認め難い」と言いました。「神はサイコロは振らない」と言って、確率などという話は認めなかったのです。しかしその後の理論物理学が証明してきたことは、ニールス・ボーアの正しさです。人間が観察した時に粒子が現れる。観察していなければ波動であるということがわかってきました。

この粒子であることと波動であること、これを整合的に説明するための言葉として、「相補性」という言葉が考えられたわけです。どちらかが正しいのではない。相補い合いながら一つの真実を形成している。そういう考え方が「相補性」です。

命を考える時に

大学に入った時の物理学の教科書に、「光は波であり、かつ粒子である」という言葉が最初に出てきます。この言葉は日本人で物理学をやっている人たちは、すんなり通過してしまうわけですが、普通はわからないですよね。波というのは、粒子が次々と振動している現象でしょう。でも最初のエレメントが波でありかつ粒子だと言う。この認識というのは、普通はできません。しかし、どうもそう思わなくては仕方ない、ということになってきたわけです。この「相補性」という考え方を、ニールス・ボーアは教育や哲学の分野でも、ぜひ用いてほしいと言っております。命を考える時も、当然この考え方が必要だろうと思うわけです。

もともと日本において、「スピリチュアリティ」という言葉が最初に使われたのは、おそらく鈴木大拙さんの『日本的霊性』という原著のタイトルとしてではないかという気がします。これは昭和19年（1944年）に鈴木大拙さんが英語で書いたものです。そこで、「スピリチュアリティ」という言葉が「霊性」と訳されていますが、鈴木大拙さんは、「体と心は二つのものであるというふうに思ってほしくない。二つのものを一つのものと感じとっていただくために、このスピリチュアリティという言葉を用いた」と言われました。

二つのあり方というのは、どうしても、むしろあったほうが良いという場合があるわけです。「有為」と「無為」もそうです。意識的にこうあろうとして進むという、そういうあり方も必要です。しかし為すがままに任せる「無為」という自然なあり方というのも必要だろうと思うのです。この両方が必要であるという見方が、仏教の中にはあふれていると思います。

薬師如来と阿弥陀如来

このことから最初に浮かぶのは医療です。医療に最も関係の深いのは薬師如来です。薬師如来は東から朝日が昇る、その朝日の中にお出ましになります。瑠璃色の朝日の中にいらっしゃるので、「薬師瑠璃光如来」と申します。朝日が持っている、人間に対する喚起力、覚醒力というのでしょうか、「今日も元気にしなければいけないな」という感じ、そこに薬師如来という方がいるというのが非常に自然です。ですから健康というものに、ぐんぐん引っ張っていってくれる。

しかし、こういう朝日の治癒力というものが人間を導くとしたら、一方では治りようのない病もあるわけです。生まれつき体がどこか変わっているとか、治す、治さないの問題ではないということもある。そういうものを、そのますすべて受け容れましょうよという仏様が、もう一方につくられました。それが夕陽の中にいらっしゃる阿弥陀如来です。

ですから薬師如来と阿弥陀如来という方は、その意味において極めて相補的です。どちらかではすまない。やっぱり健康についてはお医者さんや看護ということが必要です。しかし、そうではない介護というのも阿弥陀如来の要請で行なわれなければいけない。そのまま南無阿弥陀仏を称えれば受け容れましょう。新しいも新しくないもないのです。仏教ではそういう薬師如来と阿弥陀如来という方を相補的な存在として立てています。

金剛界曼荼羅と胎蔵界曼荼羅

ここは高野山ですけども、空海さん、つまりお大師様の非常に大きな功績は、金剛界曼荼羅と胎蔵界曼荼羅を並置したことです。金剛界曼荼羅と胎蔵界曼荼羅は、もともと並置されているものではありません。中国においては別な地域で別な時代の人々が奉っていたものです。それを両方持ち帰った空海さんが2つ並べる方法を考え出したわけです。

明らかに相補的な見方というのがあります。この金剛界曼荼羅と胎蔵界曼荼羅、金剛はダイヤモンド、そして胎蔵は女性の子宮です。尖っていくロゴスの働きと、それを受け容れ包み込む、そういう働きというふうに言うこともできるだろうと思います。

あるいはヘルマン・ヘッセの書きました『知と愛』、ナルチスとゴルトムントという物語がありました。あそこにおける知と愛が、金剛界と胎蔵界というふうに見ることもできるかもしれません。いずれにしても、それは相補的なものでして、両方必要だろうというふうに思うのです。

胎蔵界曼荼羅の中には、さらにお地蔵様と虚空蔵様がいます。日本仏教の中ではあまり今は取り沙汰されないのですけども、地蔵と虚空蔵も相補的です。地蔵は、大地が持っている能力です。大地が隠し持つ力です。そして虚空蔵というのは虚空が持っている力です。どういうものかといいますと、大地は変わらないように見える。しっかりと堅固で変わらないように見えながら、ものすごい生産力を持っている。こういったものと、常に移り変わっているように見える虚空だが、もっとも総体としては変わっていない、そういう相補性です。両方重要だろうということです。

金剛界と胎蔵界で申しますと、金剛界は「秩序化したい」という要求だろうと思うのです。物事をすっきりと組み立てて理解したい。こういう考え方も、もちろん医療の中では必要ですし、医療の進歩をもたらすものでしょう。ある意味で技術は一般化しなければ進歩しないという部分があります。この一般化する能力は、この金剛界が持っているのではないかという気がします。

しかし、医療のもう1つの側面として、「個別に寄り添う」ということがあります。この「個別に寄り添う」というのは胎蔵界のものです。それは進歩とは無縁のものですけれども、とにかく末期には阿弥陀如来を欲するように、すべてを認めてくれる、すべてを包含できる胎蔵界が、要請されるのではないかと思います。

体と魂、古来の死生観

ここで、日本人の古い時代の死生観、仏教以前の、非常に基底にあった、日本人の体と魂の見方に触れておきたいと思います。仏教がどう考えようと、キリスト教がどう考えようと、日本人は古来の日本人ならではの考え方を捨ててはいないという気が、最近強くするのです。

たとえば、亡くなった後にどうなるか。「わかりません」と禅宗の坊さんは言ってしまうから、あてにならないということで、末期は浄土系にみんな頼るわけです。

日本人は漢字が日本に入ってきた時に訓読みというのを付けています。訓読みには、ものすごく古代の日本人の考え方が宿っていると思います。それで見ますと、「魂」(こん)という字は〝たましい〟と読みました。日本人は〝たま〟というのを丸いものに付けるのです。目玉、水玉、玉子、丸いと〝たま〟なのです。丸くて動きまわる。動き回るのは「しい」というものらしいのです。だから丸くて動きまわるのが「たましい」です。

たとえば枕詞に「たまきはる」とくれば「命」ときます。「命」というのはどういうものだと思っていたかというと、魂が来て、そして「はる」というのは膨らむのです。魂がこっちにやって来て、膨らんだものが「命」なのです。これが古代日本人の考え方です。

「ちはやぶる」というのは何かというと、神の枕詞です。「ちはやぶる」の「ち」というのは霊的なエネルギーのことです。霊的なエネルギーは速くブルブルと震えているのです。霊的なエネルギーがものすごいスピードで震えている。それが神なんですね。

魂と神とは何となく似ていませんか。神は丸いとは言っていませんが。でもこのブルブル震えた霊的なエネルギーがあるわけです。それがどうも丸い形でやって来た。それで体に入って膨らんだというのが「命」なんですね。

ちなみにこの「からだ」という言い方、皆さんが今日本語で「体」というふうに使っている使い方は、17世紀以降の使い方です。17世紀以降、「体」というのは、普通に身体という意味で使いだしています。しかしもっと古代の日本人は、「からだ」というのは空っぽな状態しか言わないのです。つまり魂が抜けた状態を「からだ」と言いました。

今の学者さんたちの説で言うと、体（からだ）の「から」というのは空っぽです。そして「だ」は接尾語だと言われています。ですから、魂が抜けてしまった状態だけが体で、豆の殻とかと一緒です。空っぽな器のことなのです。

日本という国体と言いますが、国体というのはおもしろい言葉です。国の器なのです。完全に魂が抜けてしまいますと亡骸（なきがら）といいますね。その〝から〟なのです。ですから、「からだ」という和語が成立している時点で、日本人は魂が出たり入ったりするというものだと思っているのです。

「からだ」と相補的と言うか、「からだ」の反対語というのは、むしろ「魂」だったのでしょうね。体に出たり入ったりする。実は最近、私はこの国の中では、神と仏も相補的なのではないかという気がしています。神も仏もあるものかと、けなす時には、皆さん、いっぺんにけなすでしょう。神は良いけど仏は駄目だという言い方ではなくて、どうしてもまとめて言う感じがあります。

「ほとけ」という訓読みは…

考えてみれば、日本に仏教が入った最初に、どう仏が認識されたかというと、外国の神だと言っています。蕃神ですね、外国の神が来たのです。このキラキラ光っている金銅の、外国の神が来たのだけど、どうしようかという議論を蘇我氏と物部氏がしているわけです。そんなものを大事にしたら国津神が怒るだろう、と言ったのが物部氏です。いや、外国の神でも神は神なのだから大事にしたら、と言ったのが蘇我氏です。それで結局、天皇に訊いたら、まずは蘇我さんの所で祀ってみてよということになり、仏像が受け容れられたわけです。はじめは神の一種として受け容れられたんですね。

なぜ私がこのことを問題にしたかと言いますと、どうして「仏」を「ほとけ」と訓んだかということなのです。この訓読みに注目してみます。

神は「結ぶもの」でした。はじめに結んだ神は、神産巣日神（かみむすびのかみ）、高御産巣日神（たかみむすびのかみ）、天御中主神（あめのみなかぬしのかみ）という三神が結ばれました。混沌に結んだのが神です。結んだらほどこうよと思ったのではないでしょうか。それで「ほどけ」と読んだのではないか、と。これは真面目な話です。

学者さんは「ふとけ」ではないかと言っています。「ふと（浮図）」というのは石を積むこと。「け」というのは家です。積んだ石を拝んでいる人たちだから「ふとけ」というのだと。しかし私は違うと思うのです。そんなことはないと思うのです。もうちょっと研究してみますが、どうもそう思えてならないのです。神と仏、結んだものはほどこうよ、と。そこにツボがあるような気がする。神は最初に混沌から結んだら、もう結びません。言葉を使いませんから。概念で結ぶということをしない。だから穢れることはない。しかし人間はどんどん結んでいきます。記憶も結び、思いも結び、どんどん苦しくなってきます。どんどん結び過ぎるせいです。だからほどかなければいけない。そういうことで〝ほとけ〟になったのではないか、私はそう思うのです。

「中道であれ」

「有為」と「無為」ということの相補性から、お話を始めました。今申し上げたのは金剛界と胎蔵界、薬師如来と阿弥陀如来、知と愛といいますか秩序と混沌についてのお話です。そしてそれらとつながる「死後の世界に関する考え方」についてですが、極端に申しますと2つあります。「死後は無である」という考え方と、「死後も何かが変わらずに続く」

という考え方。これは古来インドから両方あります。片一方を「断見」と申します。「断見」は、死後は無であるという見方です。一方、死後も何かが永遠に続くという見方を、「常見」といいます。そしてお釈迦様は「この両方とも取ってはいけない。中道であれ」というふうにおっしゃいました。どちらでもない、あるいはどちらでもあるという見方で良いのではないか。そして死んだ後どうなるのという質問に関しては、一切答えなかったのがお釈迦様です。介護とか看護にあたる人々が持つ考え方というのも、その辺りでよろしいのではないかという気がするのです。患者さん自身が自分で信じるあり方でいい。信じるということは、証明されていないから信じる必要があるわけです。ですから、信じる世界を押し付ける必要はないのです。「逝く人」が思っていることを、そのまま阿弥陀如来のように受け容れれば良いという気がします。

そういえば薬師如来の脇侍仏、これも相補的な存在です。日光菩薩と月光菩薩、太陽とお月さま、陽と陰です。これも相補的であります。

「有為」と「無為」は、とくに仏教的でもないですけど、瞑想による智恵と分析による知恵というものでもあるような気がします。われわれは普段、明晰に論理を働かせていろいろなことを考え、知るわけです。一言で言えば「分別」ですか、そういうものを仏教は時に非常に強く否定します。そこで何を勧めるのかというと、「瞑想による智」です。何が違うのかと申しますと、「分別」は「私がしている」のであります。しかし「瞑想による智」というのは、瞑想において「私というものがほどける」「私の輪郭が溶けてしまう」ことで得られます。そういう状態において判断している主体は、おそらく命そのものではないかという気がするのです。

「死にたい」という私　「生きたい」という全身

人間が生まれて、小さな子どものころは、脳の中もまだニューロンにサヤが付いておりません。言ってみれば、裸の銅線が頭の中にいっぱい入っているような状態です。だからすぐに漏電します。漏電するということは、ものすごいスピードで一気に伝わるということです。ですから、「このおっちゃんが良い人かどうか」というのは、彼らは瞬時に判断しています。子どもには口で何を言っても誤魔化せないというところがあります。私は子どもに選挙権を持たせたらどうかと思うのです。口で誤魔化される、大人だけが選挙権を持っていますからね。

しかしそういう子どもも、だんだんと育ってサヤができてきます。ニューロンにサヤができて、電流が一方通行になってきます。完成するのは今の学説ですと大体14歳くらいと言われます。これが完全にサヤで覆われてしまうと電流が一方通行しますから、論理が使えるようになり、計算も正確にできるようになると言われています。けれども、同時に、直観力を失うのではないかと考えられます。それが、いわゆる大人というものであります。論理で考えるしかなくなるのです。直観でわからなくなりますから。だから、立派そうなことを言っていると、立派だと思うようになってしまうわけです。

子どもはだまされません。犬もだまされません。猫もいちばん、だまされません。ところが人間は、そうやって物心がついて、知恵づいて、「私」というのがだんだんできあがってくると、この「私」が判断するわけです。「私」が「死にたい」などと思うわけです。「死にたい」と思っているのは「私」だけ、この「前頭葉に住んでいる私」だけです。右手などは「死にたい」とは思っていない。左足も元気。そういう状態で「死にたい」と思ったところだけが、全身を道連れにして死のうと思う。だからもがくのです。それほど「死にたい」なら大人しく沈めば良いのに、水に入った途端に前頭葉の支配は崩れますから、全身「生きたい」という状態になってしまうわけです。

「私」の独裁を崩す瞑想知

「私」の独裁という状態が、普段のわれわれの「有為」の世界です。おもしろいなと思います。人間の視線が何かを凝視しているという時というのは、何かものを考えていたりする。ピッと一点を凝視している時に血流の盛んなのは前頭葉なのです。だから前頭葉が「私」の居場所です。何かを考えていると、「私」が盛んに働いているのです。

ところが坐禅とか瞑想している時のように、言い方は悪いですけどボーっとしますと、前頭葉は変化します。ボーっとして全体が見えているという状態になります。どの一点も見つめていない。こういう状態になった途端に、血流は頭頂葉に移動します。頭頂葉の血流が盛んになった時、「私」の輪郭がほどけていくという状態なのだと思います。だからお念仏でもあるいは坐禅でも何でもいいんです。いわゆる「ヴィパッサナーの瞑想」でもいい。瞑想することで私の中に後天的にできてきた「私」というもの、これが崩れる。溶けてくるわけです。その状態が「有為の奥山を越えた」状態です。痛いのはいつだって「私」です。「私」がいなくなると痛くない。これは疼痛の緩和ケアなどの場合にも、とても重要なことだと思うのです。

近くの真言宗豊山派のお寺で、私は行に混ぜてもらって火渡りをしたことがあります。燃えている薪の上を裸足で歩いて行くのです。不思議なことに、どうしてなのか、熱くないのです。私はまだ小指がありますけども、小指を失くした人が、失くした小指の先が痛いということがあります。小指の先を担当する脳神経がまだ生き残っているわけですね。その部分の神経が感じると、小指本体がなくても痛いわけです。逆に脳神経が働いていなければ、暑くないし寒くもない。だから火渡りをするためには、それなりに前触れの行をしなければいけない。いろいろやります。そうしてから火の上に乗ると熱くないのです。むろん熱くないからといって、立ち止まったら火傷します。熱くなくても火傷します。でもパッパパッパッと行く分には何の問題もない、熱く感じないまま行けてしまうのです。これは「私」が休んでしまっている状態です。

前頭前野に住んでいる「私」。痛がったり汚いと思ったりするのは、こいつです。この「私」というやつが、非常に良くない。下宿人のくせにものすごい権力を持っているわけです。ときには「お前も一緒に死のうよ」と脅かすわけですから、とんでもないやつです。そいつを時々、ちゃんと弱めてあげなければいけない。これが瞑想です。人間には、この瞑想智と分析知、有為と無為の世界が両方必要なのです。

仏教がめざす「無分別」

子どものころの知性を「流動性知能」と言うそうです。子どもの脳神経は流動体みたいなものです。シールドに包まれていない裸線のニューロンの状態です。

皆さん、頭の中の、ニューロンの数がいちばん多いのは、何歳くらいだと思いますか。それは生まれてくる直前なのです。生まれてくる直前に最もニューロンが多いのです。生まれた直後に大量にニューロンが死にます。ですから、この社会で生きていくために脳機能を退化させていると言ってもいい。退化させて、さらに漏電をなくして、シールドができて一方通行しかできなくなって、ようやくわれわれはこの「分別」の世界に生きているわけであります。

しかし仏教が目指すのは、むしろ「無分別」です。「私」というのはとにかく勝手です、わがままです。「私」本位です。ですから、この「私」を弱めなさいと。そういう方法を、あらゆる宗教が持っているわけですね。

子どものころの知性は「流動性知能」だと申しましたが、一方、お歳を召してくると、また今度はサヤが古くなって漏電が始まります。子どものころはサヤができなくて漏電していたのですけども、大人になって年をとってくると、また別なほつれが生じて漏電が起こってくる。また勘が良くなるのです。でも子どもの勘と大人の勘で違うのは、お爺ちゃんとお婆ちゃんには「私」がしっかりありますから、勘といってもけっこう私本位の勘なのですね。そこで、なかなか付き合いにくいことが起こったりします。

お年寄りのほうの知能は「結晶性知能」と申します。歳をとればとるほど高まっていく知能。「結晶性」というのは、要するにクリスタル。いろんな情報をお年寄りは持っているわけです。その情報の重要さというのが、ある程度均等に、俯瞰的に見られるという意味で、結晶を眺めるような感じだというわけです。若いころはどうしても、これが重要な情報だという思い込みが強い。だからよく全体が見えないこともあります。歳をとってくると結晶性知能が高まってくるので、総合的な判断力が高まってくるという言い方になっています。

当初、西洋医学的には、歳をとるとどんどん衰えていくという見方が多かったわけです。子どもは無知に過ぎないという見方で、アダルトが最高だったわけです。

しかし東洋人からすると、「それはおかしいだろう」と思う。子どもとお年寄りは、神様に最も近いと言っているのは、やっぱりそれなりの理由があって尊重していたのだと思うのです。直観力は、明らかに子どもとお年寄りのほうが高いだろうと思います。亡くなっていこうとする人が、「意識が混濁している」と言われます。けれども、「混濁」とは限らない。外の人にはわからないわけです。要するに「有為の奥山を越えた」ということです。そして越えたところにもしかすると、ものすごいことが起こっているかもしれない。そういう意味で私は、『アミターバ――無量光明』という本を書きました。死にゆく人が死にゆく人の目線で、死後3日目まで語っています。ご参考にしてください。

「流れない時間」と「流れる時間」

死に逝く時、末期の中で起きてくる最も重要な変化とは、時間の在り方だと思います。時間というものがわれわれの脳機能とともにできているという認識は、仏教はかなり古くから持っていました。客観的時間というのがあるのではない、というわけです。

客観的にあると思い込んでいるものは多いと言えます。たとえば熱というのは、かなり錯覚だと思いにくいものです。熱の正体に関し、19世紀には熱素があると思っていました。熱素がいっぱいになると熱い、ないと寒い。ところが今現在の説では、熱というのは、原子や分子が不規則に運動している状態。規則正しく運動したら熱にならないんですね。不規則、ランダムに運動している状態を、「熱がある」と呼んでいるわけです。つまり熱の実体というのはないのです。

あるいは色もそうでしょう。色というのも実在すると思い込んでいますけれども、これもたとえば白色光が当たって、その中の大部分を吸収してしまう。吸収しないで反射する波動があって、それが色なわけでしょう。たまたま吸収されない波動を反射している。その周波数によってこの色ができているわけです。幻ばかりです。その幻の最たるものが時間なわけです。

時間というのは、果たして客観的にあるのかどうなのか。このことはお釈迦様の時代からいろいろな議論がありました。道元禅師という方は、鎌倉時代にもうすでにほぼ完成の域に達した時間論を持っています。『正法眼蔵』の「有時」の巻ですが、つまり「存在（有）と時間（時）」というこの関係をとことん追究されたんですね。要するに「流れない時間」と「流れる時間」がある。「時間が流れない」と感じる「私」の状態があるということです。これを道元禅師は「而今」（にこん）というふうに言いました。これが、「時間が流れない」と感じられる時間です。これを別名、「永遠」と言います。普通、「流れる時間」とは、われわれの脳機能の働きです。どういう脳機能でしょうか。『正法眼蔵』の言葉ですと、「排列と経歴」。「経歴」は〝きょうりゃく〟と読みます。この脳の作業によって時間が流れたり薄らいだり、いわゆる「歴史」がつくられます。だからおもしろいのです。

皆さん、昨晩、寝ましたよね。寝る時はいつだったのですか？　質問の意味がわからない？　寝る時は「今」寝たのでしょう。起きたのも「今」でしょう。でもそう言ったのでは疲れが取れそうにない。だから「昨日の夜寝て」、「今朝起きた」というふうに表現しますよね。表現したとたんに時間は流れるのです。表現しなくても、時計を見てたくさん寝たなと思うわけです。だから時間を流しているのは脳の共通意識である、ということなのです。ですがこれを忘れる時があります。「有為の奥山を越えた状態」というのもそういう状態です。

「排列と経歴」が起こる前の体験

1967年、イギリスに「セントクリストファー・ホスピス」というホスピスを、シシリー・ソンダースという看護師であり、やがて医師になった方が創設しました。現代的なホスピス運動の先駆けと言われる方です。この方がそういう運動をされるきっかけになったのは、私はこの「而今」を経験してしまったことだったのではないか、と思っています。シシリー・ソンダースはかつて看護師さんでした。そして末期がん患者のデビットさんという方と恋におちるのです。親身に看護するわけですが、看護の甲斐なく亡くなってしまう。そのデビッドの死後ほどなく、シシリー・ソンダースは、「流れない時間」というのを体験した、とご自身がおっしゃっています。この「流れない時間」、ちょっと実感がわかないでしょうね。説明しても実感はわかないと思うのですが、一応説明します。

たとえば一休さんという方がいます。一休宗純、室町時代の禅僧です。一休さんは、カラスが鳴くのを聞いて悟ったというのです。どういう意味かと言いますと、たとえばカラスが「カー」と鳴くのではないのです。鳴く時はカラスだとはわからない。だからわれわれにとっては、最初に「何か」が聞こえるわけです。そして鳴き始まったときに、「カラスだな」と思うわけです。「カラスだ」と思った途端に、「カー」という音に聞こえてくるということです。

これが、「ニワトリだ」と思った途端に、「コケコッコ」と聞こえてくる。それだけでなくて、「カラスだな」と思った途端に、そういえば子どものころ、松の木の下にカラスのヒナがいて拾ってあげたら、それを見ていた親カラスが子どもに悪さをしているかと思って、この私に襲ってきたとか……、そんなことまで思い出す。「カラスだ」と思った途端に、カラスにまつわるこの54年間の思い出が、ワッーと起こってくる。そうすると、「カー」と聞き、「カラスだ」と思った途端に、私のこれまでの「カラス時間」とバシッとつながるわけです。このつながった瞬間に、先ほど述べた「排列と経歴」が起こってきます。

別の言い方をすると、感覚が知覚になった途端にそうなるのです。『般若心経』の中に、「色・受・想・行・識」からなる「五蘊（ごうん）」という言葉が出てきます。「色」は物質的なモノのこと。「受」は感受すること、感覚ですね。感受したことを心に想うのが「想」。これが知覚です。知覚しなければ、意思を示す「行」や、認識にあたる「識」にまで及ばない。この五蘊の中の「感受」は「聞こえた」「見た」「感じた」、何でもそうですけども、その途端に、私のこの膨大な蓄積と組み合わさってきます。そして認識されます。カラスだとわからないと、カラス風に聞こえない。とてつもなくでかく聞こえたりします。組み合わされる前の時間を体験した、これが一休さんが、カラスの「カー」という鳴き声で悟ったということなのです。

「私」がほどけると痛みがなくなる

長いこと、たとえば坐禅などしていますと、特に音のボリュームというものに関しては、われわれの脳機能が、かなり調整しているということがわかってきます。本当はもっと大きく聞こえても良いものがある。でも私の住むこの世界は、こうであったほうが良いだろうという寸法があるわけです。そしてすべては設計図に則ったボリュームで聞こえてくる。

そういう機能が働いているんですね。その状態が「有為」の世界なのです。それがなくなった「無為」の世界。そこでは時間は流れないのです。なんとなくわかっていただければ、その辺で良いですけど。本当にそれは実際に経験したら、人生が変わってしまうくらいの大きな経験です。

コンピュータというのは、そういう意味ではたいしたものです。コンピュータは、メモリというのは別に保存されているでしょう。今やっている演算にメモリは関わらないわけです。ところがわれわれの脳というのは、いろんなものを記憶している脳細胞が今、何かを見る時も使われている。聞く時にも使われている。いろんな記憶を持ったまま使われているわけです。だからトラウマなどというのがあるわけでしょう。脳はとんでもないことを覚えている。そこにつながって、接続して、見聞きしているのがわれわれです。すでに、そういう物語世界を生きているわけです。「流れない時間」を体験して、シシリー・ソンダースはどうしようと思ったか。その後、「聖ルカ病院」で末期患者の疼痛緩和医療に出会って、自分で資格を持とうと思った。そして医師としての資格を取って、末期患者のペインコントロールの専門家になるわけです。おもしろいですよね、この「流れない時間」を体験したことで、末期の痛みの専門家になっていった。つまり「流れない時間」の中では痛くないんですよ。痛さは、「私」が感じるのです。だから「私」が、輪郭が弱まってほどけていった場合、痛みというのがなくなるのです。

創造価値、体験価値、そして態度価値

医療の現場では患者さんと医療者の間で、いろいろな交流があると思います。ヴィクトール・フランクルという『夜と霧』を書かれたユダヤ人はご存じかと思います。ヒトラーのアウシュヴィッツに囚われながらも、奇跡的に生き残ってきたお医者さんですね。あの方が人間に認められる価値を、いくつか書いていらっしゃるのです。

たとえば、誰もがわかることですが、何かを創造していく「創造価値」。労働して何かをつくり出す。これは誰もがありがたいことだと思います。しかし、それができなくなった人が病院に来るわけです。そうすると、自然とか芸術を鑑賞する。鑑賞することも体験だろう。体験することには価値がある。だからたとえば労働ができなくなっても、「体験価値」というのがある。これが2番目の価値です。しかし、病が重くなっていくと、それもなかなか叶わなくなってくるわけです。体験するといっても、本を読むこともできなくなった。食べることもできなくなった。そういうできない体験もあります。

たとえば脳梗塞などが起こります。すると梗塞した場所によっては嚥下機能がよろしく

なくなる。口の中に肺炎の菌は常在していますから、嚥下機能が衰えると、すぐに誤嚥性肺炎になるわけです。誤嚥性肺炎を防ぐために、気管切開をしたりします。あるいは胃瘻（いろう）。どうしても口から食べていると誤嚥が起こりますので、胃瘻をつくって気管を切開する。こういう状態になるとかなり苦しいですが、でもすごい方がいます。理論物理学者のホーキング博士です。ホーキング博士は、20年以上胃瘻と気管切開です。あのタフさというのはすごいですね。その状態でもクリエイトしている人はいるわけです。それができなくなってくると今度は、眼差しくらいしか向けられない状態になります。でも眼差しだっていい。眼差し一つで看護する側が喜びを得られる。これを「態度価値」と命名しています。

創造価値、体験価値、そして態度価値。とくにこの態度価値は、本来は医療者の側が発散しなければいけないのだと思います。患者さんの眼差しを受けて、「おばあちゃんが元気なだけで嬉しいよ」という思いを医療者からも照り返すと言うのでしょうか。その中で患者さんが、生きる喜びを逆に照り返されて、感じとっていくということが起こってくるのだろうと思うのです。

「相補性」を今こそ医療現場へ

このように、医療や看護にあたる人たちが相補的な見方をするということには、いろいろな価値があるわけです。何事も「絶対化」することは怖いことです。常に「相対化」していく。それをずっと昔からやってきたのが仏教だということなのでしょうか。「相補性」という言葉が存在する前から、さまざまな2つのことを並置し、両方必要でしょうと考えてきた。それがおそらく今、最も必要で最も活かされる場が、医療や看護の世界なのではないかという気がします。すでにこの高野山を中心に、スピリチュアルケアが発信されているわけもそこにあると思います。

西洋流のものを輸入して広げることが、今、多すぎます。日本人には日本人の人柄、国柄がある。やっぱり長年培ってきたものというのは抜けないのです。日本人はどう言ったって魂が出たり入ったりすると思っている。そういう人に、それなりに応じながらやってきた。こういうことは、本当はわからない。基本的にわからないことを、いろいろ幅広く受け止めながら寄り添う人びと、それが医療や看護の人びとだと思います。

今は、特に薬師如来が多いのです。阿弥陀如来が少ない。金剛界曼荼羅は普通に見られます。でも胎蔵界の見方は少ない…。そういう「相補性」のある見方を、スピリチュアルケアの場で活かしていただければなと思います。私などは何もしておりません。実践していらっしゃる皆様が大勢いる中で恥ずかしい話なのですけど、申し上げました。

いろはにほへと　ちりぬるを　わかよたれそ　つねならむ　うゐのおくやま　けふこえて　あさきゆめみし　ゑひもせす

浅い夢から覚めて、これからは酔っ払わないで、さっと相補的に見られますよということであります。これは死んでからではないのです。「無為」の力を体験すれば良い。「流れない時間」は、なかなか体験できないとは思いますけども、そのような行についても、今後話される方々からお話があるだろうと思います。この話も参考にしていただければありがたいと思います。ご静聴誠にありがとうございました。

3

悲しみは真の人生のはじまり

高木　慶子

人生にとって一番つらいのは、愛する家族、友人との別れである。愛が深ければ深いほど、関係が強ければ強いほど、人は深い悲嘆を体験する。それは決して病的な現象ではなく、かえって健康な状態である。同時に、喪失体験後の悲しみは、人生の意味や意義を問い直す機会ともなり、新たな人生の出発を可能とする状態でもある。

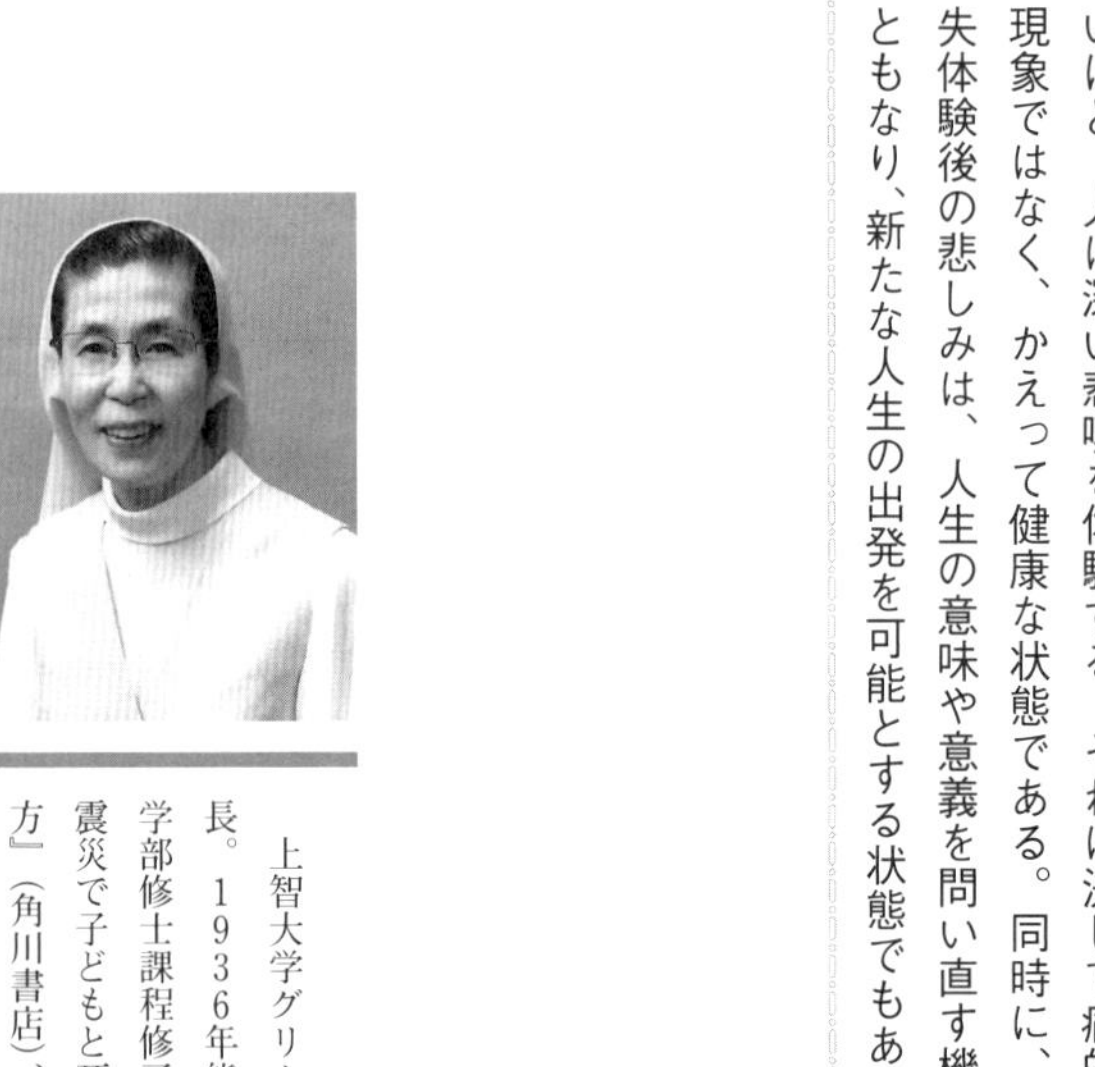

上智大学グリーフケア研究所名誉所長、「生と死を考える会全国協議会」会長。１９３６年熊本県生まれ。聖心女子大学文学部心理学科卒、上智大学神学部修士課程修了。博士（宗教文化）。著書は『喪失体験と悲嘆―阪神淡路大震災で子どもと死別した34人の母親の言葉』（医学書院）、『悲しみの乗り越え方』（角川書店）、その他多数。

ターミナルでの心と魂のケア

人生は、赤ちゃんとして生まれるところから始まります。その始まりに、肉体的な苦しみを乗り越えて産むのは女性です。そして、私どもは人生を生き抜くのですが、真の人生の始まりはいつからなのでしょうか。

私は23年前に東京から関西に来ました。関西に来てから今日まで、ターミナルにおられる方々のスピリチュアルケア、言うならば心と魂のケアに協力させていただいて、１３３人の方の看取りをいたしました。まったくのボランティアとして、今にも死にそうな方の近くにいて、いろいろなお話をうかがいました。

先ほど鷲田清一先生がおっしゃいましたが、ケアをするというのは、「待つ」「聞く」それから「生め」だそうです。花札はしないのですが、「松」「菊」と来たら、やはり「梅」ですよね。

「聞く」ということは、受容することだと私は思っています。相手に返答することではなく、「ああ、そうですか」「そうだったのですか」と丸ごと受け入れる。それが聞くことだと思うのです。お話しいただくまで待つ、そして聞く。私は、ターミナルにおられる方の近くにいて、ただただ聞くだけです。でも、時々、医師でもナースでもない私に、「なぜ、高木先生はこんな嫌なお仕事を続けられるのですか」とたずねられます。

私は、はっきりとした目的があって、ターミナルにおられる方のお手伝いをしています。多くの方は亡くなるときに孤独になります。近くに家族がいようと、愛する子どもがいようとも、「寂しい」「悲しい」「死ぬのは嫌だ」「なぜ、私は、一人で死んでいかないといけないのですか。世の中にたくさんの未練があります」と言われます。これは孤独な叫びです。しかし、孤独であろうと、死にたくなかろうと、人間は必ず死ぬのです。その孤独と向き合うことを、少しでもお手伝いできればと考えています。

「死んだらどうなる？」4つの回答

今日、このフォーラムに来られた方に「死んだらどうなるのでしょう」という質問をいたします。4つの回答から、今死について思われていることを選んでください。

今、私は、ターミナルについてお話ししています。亡くなるのが長くて6カ月後、短くて明日かもしれない、あるいは1時間後かもしれない患者さんを前にしています。私が133人看取った中には、お会いしたのが1回だけの方が1人おられます。1年半後に亡くなった方も何人もいます。余命2カ月と言われた患者さんで、1年半お元気に過ごされた方もいます。

私たちがいつ死ぬかは誰も知りません。だから、偉そうに生きていられるのです。いつ死ぬのかを知れば、怖くて生きている心地がしません。私を目の前にして、「あなたは死んだらどうなると思っているのですか」ということを、ターミナルにおられる患者のほぼ100%の方がお聞きになりました。私はカトリックという1つの宗教を持っています。ただ、私は宗教かぶっているこのベールはカトリックのシスターであることを表します。ただ、私は宗教についてお話ししたいときには、ベールは着けて来ません。

今回の質問は「死んだら」という仮定ですが、誰も死んだことはないはずです。実は、一昨日、上智大学で公開講座をしてきました。「死んだことのある人、手を挙げてください」と尋ねましたら、30歳代の男性の方が「はい」と手を挙げてくださいました。「どういう体験でしたか?」とうかがったら、たくさんの喪失体験をお持ちでした。その方は、それがご自分にとっては死だと思っておられました。

ある方は、臨死体験をされていました。「三途の川を渡った」「お花がたくさんあった」「すてきで気持ちがよかった」とたくさんの方が言われます。私の体験もほとんど同じでしたが、私自身は「これが死なんだ」「こういうふうにして死んでいくんだ」とは思いませんでした。

それは、もしかしたら死に近い体験かもしれませんが、絶対的なことではない。でも、死というのは絶対で、一度死んだら帰ってこられません。ですから、臨死体験と死は違います。人の死を見てわが身を直せではないですが、人の死を見て、「私もそういうふうに死んでいくのかな」「人間ってこういうふうにして死んでいくんだ」と自分の死を思うのです。死の現実ということを、生きている人間は知らないと思うのです。その点は、私たちにとって平等です。

ところで、1番目の回答は、「死んだら無になる」です。2番目は、「死んだら何かに生まれ変わる」。3番目は、「死んだら、無にはならないけれども、どうなるかわからない」。4番目は、「私は、死んだら極楽に行く。天国に行く。私の人生はひどかったから、地獄に行くかもしれないと恐怖を持っている」です。

会場のみなさまに手を挙げていただいたところ、結果は標準的な数だと思います。一番多かったのは、やはり3番目です。死んだらどうなるかわからない、でも何かが残るということでした。2番目の生まれ変わりというのも多かったです。そして、その次が1番目の無になるという方で、4番目にお手をお挙げになった方が一番少なかったです。この質問は、死んだらどうなるかという日本人の思う死生観は必定、グリーフケアに関係することなのです。

亡くなった後から始まる真の出会い

私は、神戸に来て23年間グリーフケアにかかわってきました。現在も、ご遺族の方々のサポートグループを行っています。毎月1回、家族を亡くした方を対象とし、第三者は参加ができません。配偶者を亡くした方と、子どもさんを亡くした方、それから自死遺族の方々のグループに分けています。

私自身は、グリーフケア研究所を２００９年から立ち上げ、グリーフケアの大切さを感じながら、グリーフケアワーカーの養成を行っています。定員は40人で、初年度の２００９年に44人、２年目の２０１０年にも44人が入られました。３年目が専門コースになり、資格認定のためのテストに合格したら、グリーフケアワーカーとして資格を取得できます。

グリーフケアにかかわるうえで一番つらいことは、亡くなった方が今、どこで何をしているのか、それがわからないご遺族の方の悲しみや苦しみを癒す術（すべ）がないということです。

人生にとってつらく悲しいのは、やはり愛する家族、友人との別れです。ところが、その故人となられた方との真の出会いは、亡くなったあとから始まるのです。たとえば、「私は50年も結婚生活を送ったのに、あの人の本当の考えを聞いていなかった。本当に何が好きだったのか知りませんでした」というご遺族の言葉をよく聞きます。亡くなられたあとから、その方を「知らなかった」、あるいはその方を「今からもっと知りたい」というお気持ちになられます。逆に言うと、亡くなって初めてそこでその方と出会いたい、今こそがその方との出会いの始まりと思われるのです。

出会いについては、マルティン・ブーバーを抜きにしては語れません。マルティン・ブーバーはユダヤ人です。ドイツで生まれ育ち、そして今のイスラエル（当時はパレスチナ）に帰って、ヘブライ大学で教鞭をとられた哲学者であり、宗教学者です。出会いについて、マルティン・ブーバーは著書『我と汝』に、「我と汝」と「我とそれ」は違うと述べています。「我と汝」とは、「私とあなた」という関係です。「我とそれ」とは、「我ともの」という関係です。「私とあなた」という関係にこそ、人間と人間の真のつながりがあり、愛があります。

人を尊敬し信頼する関係

では、愛とは何でしょう。私どもは愛という言葉を簡単に使います。私はキリスト教の信者なのですが、教会でも平気で愛と言います。愛があまりにも簡単に使われています。そして、多くの日本人、特に若い方は、「好き」の代わりに「愛しています」と言います。ですが、好きと愛は違います。

私たち人間は、好きなものを嫌うことはできません。嫌いなものを好きになることもできませんが、嫌いなものを大事にすることはできます。愛というのは、嫌いであっても好きであっても、相手を尊ぶということです。

ひとつの例を申し上げます。私は今、電車で大学に通っているのですが、ある夏のことでした。電車で私の横に学生と思われる2人の女性の方がいました。ある駅で男性の方が乗ってきて、2人の女性の前に立ちました。そして、その男性は、上からお嬢さんたちを見ながら「おまえたちのおっぱいはね」とか、女性にとって考えられないような嫌な言葉を投げかけたのです。私は横にいて、この2人のお嬢さんにどうしてあげたらいいかと考え、その立っている男性に「向こうへ行きなさい」と言いたかったのです。彼をにらみつけたのですが、彼の関心は2人にあるのです。私はどうしていいかわからなくて、かわいそうで仕方がありませんでした。

その間、2つの駅を通過しました。すると、その男性がふと「あ、次の駅どこだったたっけ」とつぶやいたのです。2人の女性に夢中で、電車がどこを過ぎたかさえもわからなくなっていたのです。次の駅がどこかと本当に探し始められたら、私の横にいたその男性に絡まれていた女性の方が「芦屋ですよ」と本当に優しくお答えになりました。偉いと思いました。「次の駅、どこだったかな」と、ただご自身が困っていることを口に出されただけなのに、嫌いな方にもお返事された。その男性は、「うん、そうか、芦屋か」と降りていきました。

私は、この2人に「あなた方、偉かったわね」と言ったら、2人は話すこともなく泣きそうでした。そんな嫌な人であっても、「向こうへ行って」と言うのではなく、「次は芦屋ですよ」と答える。これが相手を大事にし、尊敬しているということです。

愛というのは、小さいことであっても、「私とあなた」の関係なのではないでしょうか。「私とあなた」は、その人を尊敬し信頼する関係、それが愛し愛される関係です。「我とそれ」との関係は、相手を「もの」(所有物)とみる関係です。

マルティン・ブーバーの考えに沿うと、「我と汝」は、「人格と人格の尊敬と信頼のある関係をいう」ということです。愛すれば愛するほど、そういう関係を持てた方との別れはどれほどつらいか。故人とどれほど愛し愛されていた関係か、その足跡が私たちにとって苦しみとして残る、それが悲嘆です。

悲しみ沈んでいる方々に、第三者だから「あなたはよかったわね。ここまで、愛し、愛された関係を持っていらっしゃった、その印なんですよね」と言えるのかもしれません。私も両親を亡くし、兄を亡くし、1カ月前に兄と思っていたいとこを亡くし、つらい思いをしました。つらいという言葉を口に表すことができないほど、自責の念に駆られました。

自分の中にあるマイナスの感情が、心だけではなく体中を駆け巡るので、眠れなくなり、食べられなくなり、いらいらするようになります。それまでは、妻として、朝、子どもや夫を送り出したあと、食事の片づけ、お洗濯、お掃除をし、次の食事の支度もできていた。家族を亡くすと、そういう日常的な事柄ができなくなります。それを悲嘆と言います。男性の方でも女性の方でも、今まで当然と思っていたことができなくなります。

悲嘆というのは、ただ心で悲しむだけではなくて、自分の精神力も体力も落としてしまう。愛する者を喪失したとき、自分にとって故人がどんなに大切だったかということを理解します。

キルケゴールが、『死に至る病』という本を書いています。「死に至る病」というのは、絶望のことです。もし、人間に絶望があるとするならば、愛する者との再会なしには絶望しか残りません。

「おくりびと」としての悲しみ

愛する方、自分にとって大事な家族、あるいは近所の方、同僚、親戚、その他身近な方を亡くし、再会がない、もう会うことができないという思いは〝絶望〟となります。悲嘆に陥る前にお考えになっていただきたいのは、私たちは今、「おくりびと」であるということです。「おくりびと」という言葉は、決して映画のタイトルだけではありません。生きている私たちは、自分の家族や友人、そして親戚を送り出す「おくりびと」です。そして、最後に私たちは「おくられびと」になるのです。自分が「おくられびと」になることは、今は想像しかできません。今経験しているのは、「おくりびと」としての悲しみであり、苦しみです。お別れがつらいのです。

自分が死んだ後は無になるとしたら、もう二度と故人とも会えません。そして、自分よりもあとに来るであろう子どもさんやお孫さんにも会えないということです。つらい悲嘆が訪れます。

逆に言うと、私自身が遺族ケア、グリーフケアに力を入れているのは自殺予防のためでもあります。愛する方を亡くして生きていけない、後追いをしたい。そして、実際にそういうことをされる方が多いのです。そうならないようにグリーフケアに力を注いでいるのです。

ご遺族の方々が安心して故人をお送りできるように、そしてご遺族になられたときには、故人にもう会えないという絶望のために自殺を考えないような、自殺予防のためのグリーフケアでもありたいと思っています。

人生最大の神秘、死

次に、人生の意味です。人生ってどういう意味があるのだろう。こんな悲しみを、いったいなぜ持つのだろう。そういうふうに思うときに、神秘と問題の違いを克明に述べているガブリエル・マルセルというフランスの哲学者の有名な言葉があります。3回くらい来日されたうちの2回、私はお話をうかがう機会がありました。そのときに、「人間が生きている間に、自分自身の人生の中で、神秘と問題の違いをわかっていないがためにとても苦しむ人が多い」と話されました。「問題」は解決しないといけないのです。たとえば、病気は問題です。人間関係のトラブルも問題です。それは解決しなければなりません。今、この電気が切れたとしたら、直さなければなりません。

しかし、人生において起きるのは、生きている間に解決できるような問題だけではありません。私たちは、いろいろなときに「神秘」に出会います。私自身が一番神秘だと思うのは、人間です。人間は、昨日、今日、明日、それぞれに感情が変わります。人間はまた不思議なものです。「いったい、この人はどういう人？」「こういうときにこうすると思うのに、しない（または、逆をする）」。人間を理解することは本当に難しく、神秘だと思います。

私は、大学では心理学を専攻しました。多くの方から「心理学を勉強したら、人間がわかるのでしょう」と言われますが、冗談ではありません。心理学で人間を理解しようと思えば思うほど、人間は理解できません。

そして、大学を卒業した後に私は神学を勉強しました。「神学を勉強すると、ますます神様のことがわかるのでしょう」と言われます。いえ、神学を勉強したり研究したりすると、ますます神がわからなくなります。まさに神秘です。人生の中で最も私たちが出会う神秘、それは死です。死だけは、問題解決をしたり、分析をしたりしても、皆目わかりません。受け入れるのみです。

たとえば、愛する夫（妻）を亡くす。人間として、どうしようもないものにぶつかって、その愛する方をお送りするしかない。夫（妻）が亡くなったということを否が応でも受け入れるのみ、これが死です。これを神秘と言います。

私は、神様というものが本当にわかりません。でも、信じて受け入れています。人間でもそうです。その人のすべては私にはわからないのだけれども、その人を丸ごと受け入れます。そして、神様も丸ごと受け入れます。それが神秘なのではないかと思います。

苦しんだ後、生き方を見直す

人は、自分がいやというほど苦しみ、人生を生きていくということはどういうことなのかを問い直すことで、生き方を見直すのではないでしょうか。

2009年の暮れでした。ある鉄道へ飛び込んで、未遂に終わった男性の方のケアをと頼まれました。お目にかかって彼の話をお聞きすると、とてもつらい人生だったようです。

彼は、大学の4年の終わるころに大好きなお父さまを亡くしました。悲しくてしかたなかったけれども、自分が悲しいと泣いたら遺されたお母さまがかわいそうと思って泣けなかったそうです。そして、結婚をしたのですが、その女性に他の男性と一緒に逃げられた。とてもつらかったでしょう。しかし、男としてのプライドが許さず、我慢されました。

たった一人のお母さまが、心臓発作で病院に入院した際に、がんであるということがわかり、手術をされました。手術の前に「この手術は難しいですよ」と言われていましたが、ともかく手術をしました。しかし、2日後にお母さまは亡くなられました。

そのとき、彼は医療ミスと思い込み、医師の手をつかまえて、「おまえが殺した」と大騒ぎをされたそうです。彼は、医療ミスとして訴えたかった。裁判にしなければならないと思って、弁護士さんに頼みに行きました。けれども、「このケースは裁判にはならないから、やめたほうがいいですよ」と言われたそうです。もう2つの弁護士事務所を訪ねましたが、同じことを言われ、怒りが強くなりました。そして、気がついたら、自分があまりにもいろいろな方に怒っていたがために、周りを見ると誰もいませんでした。そして、遺言というか、自分がどうして死んでいくかを書いて、鉄道に飛び込んでしまったのです。

ところが、「幸か不幸か」骨折ですみました。意識は3時間くらいなかったそうですが、2カ月間入院し、命にかかわるようなことはなく助かりました。そのあと、精神科などでケアを受けていたようです。そして、ある精神科の医師から電話で彼のこれまでの経緯の説明があり、「高木先生、受けていただけませんか」という依頼があって、うかがってお話をお聞きしました。

彼は、お父さまが亡くなったあとのグリーフケアがなされていない。誰も彼に、「つらかったわね。お母さんのために頑張っているのよね」と一言も声をかけることもない。そして、今度は、好きな女性と結婚したのに、その女性は自分と結婚する前から付き合っていた男性のところに2年後には行ってしまって、自分を捨てた。そのときにも大きな喪失を体験したのに、誰も「つらいね」と言ってくれない。話す人もいない。

そして、母親を亡くしたときに初めて怒りを表に出しました。それは医師に対してでした。ようやく加害者が見つかった。「こいつ」と言って怒りを表出した。今までたまりにたまっていたものを一気に出してしまったがために、取り返しがつかなくなり、周りから人がいなくなってしまった。

あまりの孤独で泣くこともできない。社会と女性に対する恨みつらみを書いて、自分は必ず死ぬと思って飛び込んだ。しかし、死ねなかった。そして、病院にいて、少しずつ怪我が癒えるにつれ、「僕はなぜ、こういうことをしてしまったのだろうか」と思うようになったのです。

私は、お目にかかって彼をしっかりと抱きました。「泣いていいのよ。怒っていいのよ。あなたの人生はつらかったのよね。まだ若いから、これからもある。これからに懸けるのよ。いいのよ。その苦しみがあるから、今から新しい人生がやり遂げられる。始めましょうよ」と伝えました。

今、彼は足を引きずりながらも、元気に仕事を続けています。にこやかに日々を過ごしています。

人生は、苦しみの中で、もう生きていけないと思ったときからが本物です。自分の人生はこれからだと思った彼は、今は職場に復帰し、「上司も同僚も、おまえ、変わったねと言ってくれるんですよ」とにこやかに話してくれます。うれしいことです。それこそ苦しみが与えてくれた恩恵です。

支え励ます存在

歌詞から学ぶ人生の生き方についてお話します。『ユー・レイズ・ミー・アップ』は、フィギュアスケートの荒川静香さんが4年半前にトリノオリンピックで金メダルを取り、その次の日にエキシビションで使われた歌です。私とあなたという存在として、いつまでもお互いに支え合い、励まし合う関係でありたいと思うという歌です。

「花の命は短くて、苦しきことのみ多かりき」という言葉が表すように、人生というのは喪失体験の連続です。いろいろ大事なものを失い、苦しみながら、それでも生きているのではないでしょうか。自分の人生を振り返ると多くの方々が、ただ家族だけではなく、ご夫婦だけではなく、親子の中で、あるいは同僚やお友達からいろいろなときに励まし支えられて今があるのではないでしょうか。

自分一人では、荒ぶる海も渡ってはいけない。山の頂など、とても登っていけない。でも、あなたという存在が私を支え励ましてくれている、頑張れと、口先だけではなく、私自身を丸ごと受け入れてくれている人がいるならば私は強くなれる。あなたの支えがあれば、あなたが励ましてくれるから、私は私以上の私になれる。

私自身の経験をお話しします。私はこんなに大きい声で元気そうに頑張っています。でも、自分の無能さ、力なさ、そして、強がりばっかり言っている真の私を誰よりも知っているのは私自身です。時々すごく悲しかったり、寂しくなったりします。孤独にもなります。そういうものを知ってか知らないでか、ある有名な外国の神父さまが、あるときに、「あなたが、一生懸命頑張っていることが、それだけで人に勇気と力を与えます。あなたの能力が人を癒やすのではない。あなたが頑張っている、それでいいのです」とおっしゃってくださいました。私は、涙が止まりませんでした。

励ます、ということはこういうことです。「あなたに能力があり、これだけのことをしている、そんなことでなくていい。その人が一生懸命生きている、あなたが存在している。それだけでいい、そのままでいいのです」と水谷修先生もおっしゃっています。自分が支えられ、励まされたと思うときはたくさんありますが、あのときほど感激したことはありません。その老司祭からいただいたお言葉を私は忘れることはできません。

　みなさまも、おうちに帰られて、今日から奥さまやご主人に「あなた」と言ってあげてくださいますか。奥さまはいつも「あなた」とおっしゃっているかもしれない。「あなた」というのは、ご主人に「私は支える存在ですよ」ということです。ご主人も奥さまに、「僕はおまえを支え、励ます存在でここにいるよ」と、言葉でおっしゃっていただけますか。

　親子の間でもそうです。親は子どもを支え、励ましていると思いますが、時々その逆の立場もあるのではないでしょうか。子どもにこそ支えられ、励まされている。そして、私は教師です。一人ひとりの受講生に対して私は、「あなた」という立場で支え、励ます存在でありたいと思っています。ここにいらっしゃる医療関係者の方々も、悲しみ、沈み、そして体も弱って衰弱している患者さんや家族の方々を励ます、支える存在としていていただきたいと思っています。

4

悲しむ力から育む力へ

――見守る息づかいとしてのスピリチュアリティ

井上ウィマラ

これまでの経験から、スピリチュアルな問題の大半は、家族に関係した問題だと考えられる。愛着研究によれば、幼児期の性格形成が別離・喪失など、人生の危機における行動パターンに大きな影響を与えるという。私たちが新しい世代を育む力をもつことで、チャイルドケアからグリーフケアへと、ケアの循環ができていくのではないだろうか。

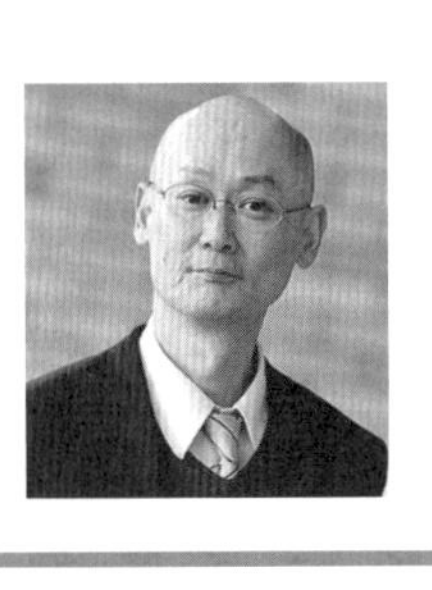

マインドフルライフ研究所オフィスらくだ主宰。1959年山梨県生まれ。京都大学文学部哲学科宗教哲学専攻中退。ミャンマーのテーラワーダ仏教で出家し、ヴィパッサナー瞑想の実践と経典研究に携わる。カナダ、イギリス、アメリカで瞑想指導のかたわら心理療法を学ぶ。2005年から2018年まで高野山大学でスピリチュアルケアの基礎理論と援助法の開発に取り組む。健康科学大学教授を経て2021年より現職。著書に『子育てから看取りまでの臨床スピリチュアルケア』、『楽しく生きる、豊に終える』、共著に『スピリチュアルケアへのガイド』、『瞑想脳を拓く』、編著に『仏教心理学キーワード事典』、訳書に『ブッダのサイコセラピー』、『呼吸による癒し』、監訳に『死にゆく人と共にあること』など。

「ウィマラ」に込められた意味

井上ウィマラです。ウィマラという名前にはどんな意味があるのかと先ほど聞かれました。私がビルマの仏教に出会ったときの師匠が、今はもう亡くなられましたがウェープッラという方でした。ウィマラというのは、出家させていただいたときに彼がつけてくれた名前です。「マラ」が「汚(けが)れ」で、「ウィ」が「離れる」。離苦、つまり汚れから離れるという意味です。

ビルマの仏教は、曜日占いで名前をつけるようで、師匠はいきなり私に「おまえ何曜日生まれだ」と聞きました。「水曜日です」と答えると、「水曜日だとワとかヴァ、WとかVで始まる名前だな」、ということでウィマラとなったようですが、恐らく先生は私をご覧になり、汚れを離れるという努力目標をイメージして名前をつけてくださったのだと思います。

私は上座部(じょうざぶ)仏教で名前をつけていただき、今は密教の大学の教壇に立っています。改めて汚れを離れることについて考えてみると、ハスの花は人生の闇や自分の見たくない陰の部分、つまり泥の部分から栄養を吸い取って水面にきれいな花を咲かせます。あるいは花を咲かせることができないで水中で咲いてしまう。いろいろなハスがあるわけです。汚れを離れるとは、泥から栄養をもらい、さまざまなご縁に支えられて水面に花を咲かせていただく、といったイメージです。ですから、決して清らかな美しいことだけではない、その人生全体を支えなさいという意味で、この名前をいただいたのではないかと思っています。ちなみに、『維摩経』という経典があります。大乗仏教が出てくるときに非常に大切な役割を果たしたお経ですが、その『維摩経』の「維摩」と、偶然にも同じ名前をいただきました。

子育てから考える「育む力」

本日、私が与えられた講演のテーマはとても難しく、最初は戸惑いました。「自死3万人、再生の道」というものです。講演のタイトルは「悲しむ力から育む力へ」で、子育ての話が出てきます。私も今、子育ての真っ最中です。何か事件や悲しいことが起こると、親は、やはり育て方が悪かったのではないかと自分のことを追い込んでしまいます。しかし、あえて私は今日、この話をさせていただこうと思いました。それは責任がどこにあるかではなくて、私たちが人間になるとは、そういう性を背負いながら生き抜いていくことだということで、聞いていただければと考えております。

政府の自殺対策推進室から出た平成23年度の概要報告を見ると、14年連続で自死者総数が3万人を超えています。年齢別では50代、60代は減少しましたが、20代および20代未満の若者の自殺は増加しているとのことです。ここで先ほどの、震災の問題が日本社会が抱える問題を暴露してしまうというお話と絡めて言えば、学生・生徒などの自殺増加は、社会構造としてのいじめがあり、その抑圧構造が彼らをそこまで追い込んでしまうということになるでしょう。これを子どもの問題としてだけではなく、私たち自身の問題として考えなければいけないということを読み取れる気がします。

エルヴィン・リンゲルというオーストラリアの精神科医が、自殺前症候群、つまり自死の危機が迫った状態を3つのキーワードでまとめています。

1番目は、「閉塞感」。無力感や絶望感に圧倒されて生きる意味を見出せず、救ってくれる人は誰もいないという思いに駆られてしまう。2番目は、「攻撃性の反転」。愛情や尊敬を抱く相手に、本当はすがりたい一方で責めたい思いもあるが、それをしたら収集がつかなくなってしまうのではないか、と考える。すると、出してしまえばいい攻撃性を自分に向けてしまう傾向を、私たちはどうも持っているらしいのです。3番目は、「自殺幻想」。今の絶望的状況に終止符を打つ唯一の方法が自死だと思い込み、逆転満塁のホームランのように、それに賭けてしまう傾向が出てくる、となっています。

日本の研究では、高橋祥友先生が7つのポイントをまとめています。重なる部分が多いと思いますが、まずは「極度の孤立感」「無価値感」「極度の怒り」です。そして、「窮状が永遠に続くという確信」。現在の状況は変わるということを考えられなくなってしまう。そして、視野が1カ所に収束してしまう「心理的視野狭窄」。集中し過ぎてしまい、「諦め」てしまう。それから「全能の幻想」。この一手ですべてが解決できるはずだと思ってしまう傾向があるのではないでしょうか。

自死の危機を回避するための7つのテーマ

これらを踏まえ、今日、みなさんに一緒に考えていただきたいテーマを7つにまとめてみました。自死の危機に追い込まれたときにも歩き通すための、ひとつの提案です。

①目の前のつながりを思い出せるように

②生きる意味を見出して、生きていてもよいと思えるように

生まれてきてよかったと思えるように、ということです。

③怒りとうまく付き合う術を身につけよう

怒りの感情はよくないと押し込めてしまうのではなくて、怒りというのは何かに対する不満なのだから、この怒りを社会変革に対してどう使うことができるかと考える。怒りの建設的な使い方をさまざまなレベルで、たとえば幼稚園の中で子ども同士がけんかをしたら、それをどういうふうに収拾していくかというレベルから始めたらいいと思います。

④人生は変化の連続であることに心を開く

仏教的に言えば「無常・苦・無我」ということを思い出しましょうという提案です。

⑤脱同一化・脱中心化（今ここへの触れ合い）

これは心理学的な専門用語です。今、仏教の瞑想が、マインドフルネスというネーミングで心理療法や医療の中に入ってきています。そこで言われるのが、この脱同一化、脱中心化です。私たちは、見るだけ、聞こえるだけなど、純粋に五感を働かせているときには、思考が働きにくい。ですから、「私」という意識が働きにくく、「私」の嵐から抜け出しやすいのです。

ちなみに、簡単な実験があります。みなさん、今、机の上に手を置いていただいて、手のひらで何に触れているかを感じてほしいのです。その触感や、冷たさ・温かさのような感覚です。そして、そこを少し撫でてみたりしながら、今、手のひらでどんな感覚を体験しているか、感じているかにずっと集中してほしいのです。

この集中した状態で「1＋（プラス）1は、いくつですか」とか、「あなたはここに来る前に何をしましたか」という質問をしても、なかなか頭が働かないですよね。つまり、「私」という意識が立ち上がって、そこで展開された物語にのめり込んでしまうとき、私たちは、見ている、聞こえている、肌で空気に触れている、といった五感の体験から完全に切り離されてしまうのです。ですから、心理療法や医療に瞑想が採り入れられるひとつの利点は、「今、ここ」に触れる体験に戻ることで、思考の渦からちょっと抜け出て一休みできるというところにあるのです。

飛行機に乗って雲の中に入ると窓の外は真っ白な霧で、自分がどこにいるか、どんな雲の形かわかりませんけれど、飛行機が雲から出ると、あんな形の雲だったのか、きれいな夕日だな、と分かります。それと同じように、何かの思いに巻き込まれたときに、一休みするために五感の経験、あるいは呼吸に戻ることを身につけていただくということなのです。

⑥アンビバレンスを受け止める器づくり

どうしても私たちの思考というのは、良い悪いという二元論的な世界の中で揺れ動きます。しかし、愛憎に象徴されるような、好きも嫌いも両方あるのが、その人と関わりたいという気持ちの表れなのです。ここに、揺れ動く気持ちを受け入れていくことの大切さがあります。仏教では中道といい、密教では而二不二（ににふに）の思想として継承されているものです。この人のためなら私は命をかけたい、ケアしてあげたいと思う。一方で、ときに相手が思いどおりになってくれなかったり、自分に批判的なことを言ったりしたら、逆に腹が立ってきて、もうどうにでもなれと思ってしまう。そういう両方の気持ちがあることが人間として当然だというところから出発しましょう、ということなのです。理想だけにしがみつくのではなく、好きとか嫌いとか、その人のために命をささげてもいいという自分と、もうどうにでもなってしまえという自分の、両方があってもいいのだという考え方です。

ただ、もしプロフェッショナルとして対人援助やケアの世界で生きていくとすると、両極端に揺れ動く気持ちをみつめながら、ある程度落ち着いたところで関係の中に入っていくという、一休みのスタンスを身につけるのが大切なポイントだと思います。しかし、それにしてもやはり、アンビバレンス、好き嫌い、愛憎の両極というのはあって当然なのだと、そこに自分自身の人間性を認めていくことが大切でしょう。

⑦思い通りにいかないことへの耐性

これは恐らく、仏教学の研究の中で、苦しみ、つまり〝ドゥッカ〟をどう訳すか、〝pain〟（苦痛）と訳すのか、あるいは〝unsatisfactoriness〟（不満足性）として訳すのか、というところから来ています。無我を、すべてを思い通りに支配できない現実に対する万能感や自己愛（ナルシシズム）の傷つきと関連させて理解する視点ともつながります。

スピリチュアルな問題の大半は、家族に関する問題

こうした7つの提案をもとに、先ほどの柳田邦男先生のお話に出てきた「生きなおす力」あるいは「生き抜いていく力」、そして生きることに必ず伴う「悲しむ力」が「育む力」「生きなおす力」へとつながるにはどうしたらいいかと考えることが、私の今日のテーマとなります。

どうして、こうしたことを考えるかというと、私がスピリチュアルケアの領域で、いくつかのご家族のいろいろな場面に立ち会わせていただく中で感じていることと関係しています。スピリチュアルなケアの現場にいると、スピリチュアルな問題として語られることの7～8割は家族に関する問題であるという気がしています。それはどういうことかというと、両親との関係を中心として、だいたい3世代、4世代にわたる家系の中で、凍りついたまま語られずに封印されている悲しみ、寂しさ、憎しみ、罪悪感などがあると思うのです。先ほど、準備のない人の死というお話もありましたが、準備されない死には、たと

えば中絶の問題があったりします。中絶の問題は、承認されない死といえるでしょう。社会的に隠蔽されることが普通の文化になってしまっている死、ともいえるかもしれません。

今回の震災では、行方不明の方がまだ4000名近くいらっしゃるということですが、これは最近、曖昧な喪失（ambiguous loss）と呼ばれています。しかし、この曖昧な死というのは、今回のような震災があって遺体が見つからないという意味での行方不明だけではありません。私たちが超高齢社会で向き合わなければならない問題に、認知症があります。そこで私たちが体験するのは、肉体としてのその方は存在しても、自分のお父さん、お母さんではなくなった、という感覚です。これも曖昧な死のひとつです。

あるいは、家庭内離婚や別居で、同じ家の中にいてもコミュニケーションがまったく取れない、しない、わざとしない、無視し合う、などがあります。子どもにとって、これでは親はいても、いない状況ですよね。

こうしたさまざまな喪失や死が語られずに凍りついていると、そこに生きにくさが出てきてしまうものです。それが特に看取りの場面に出てくるのではないかという気がします。でも、この3～4世代にわたって伝わってくるものには、そうした生きにくさだけではなくて、苦しさを乗り越えていく明るさや強さや創意工夫、ユーモアもあるわけです。

その悪循環は自然と目につきやすいものなのですが、ひとつのサインとなって表れてきます。亡くなっていく方、あるいはご遺族になろうとされている家族の間の魂の痛みのようなものがあると思いますけれども、それがひとつのサインなのです。しかし、患者さんを含めたご家族は、その問題を乗り越える力をもともと持っている。ご本人たちが気づかなくても、家庭に伝わってきた生きる力、明るさ、強さ、ユーモアやウィットとして存在しているはずだと思います。

ですから、スピリチュアルケアの現場で私が心がけているのは、力になる部分を意識しながら、それを橋頭堡として、魂のSOSに応える戦略をみんなで考えていけるように環境を整えることなのです。そうした寄り添いが、スピリチュアルなケアになるのではないかと考えています。

チャイルドケア、ターミナルケア、グリーフケア

そう考えると、ケアに関してみえてくるものがあります（**図1**）。「ケア（care）」にはもともと、「気にかける」という意味があるそうです。気になる、心配する、大切に思う、そして相手のことを好きだから具体的な世話をする。ケアは家庭内で機能してきたものですが、産業革命以降、大きな社会的変化があって、看病も教育も病院や学校に集約されるよ

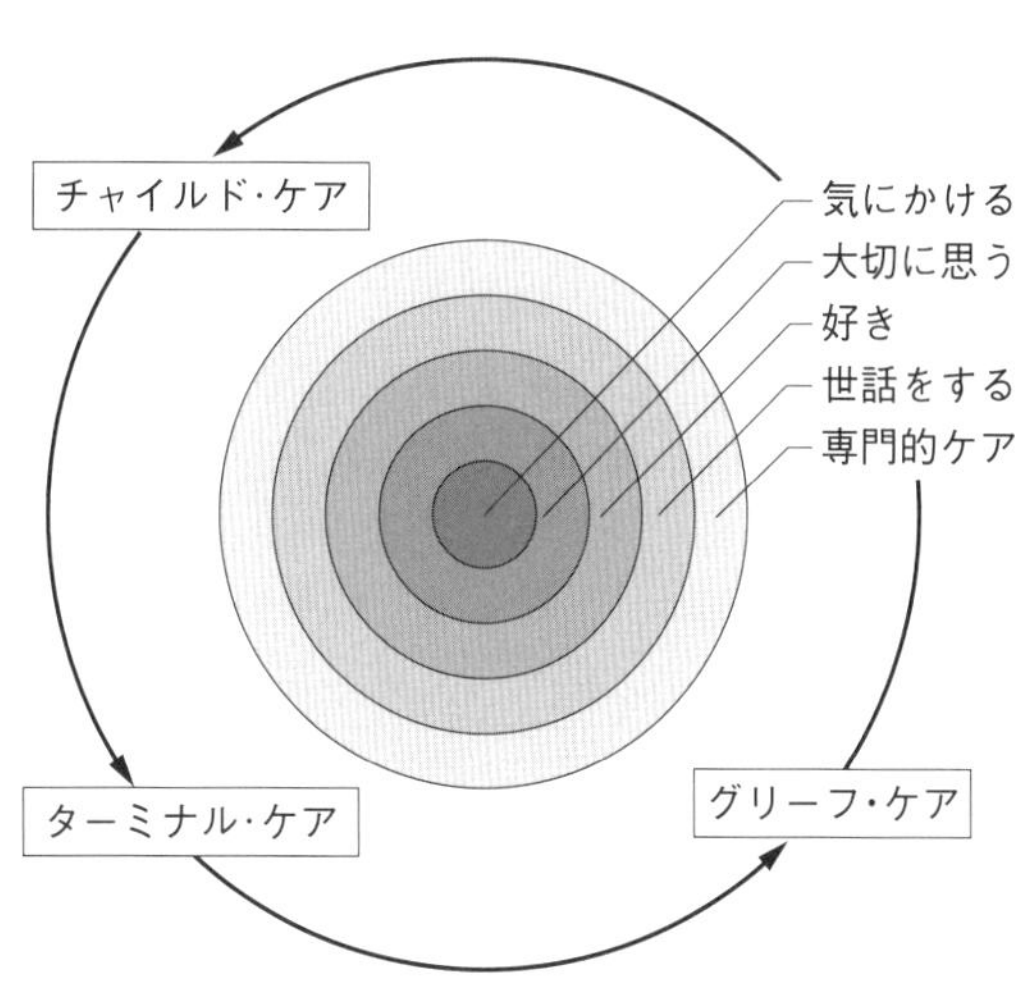

図１　ケア（Care）とは？

うになりました。そうすると、ケアや教育のアウトソーシングが行われるようになります。現在の専門的なケアは、アウトソーシングされたケアなのです。介護などが一番よく分かると思います。

ケアと人生を重ね合わせてみると、人は最初にチャイルドケアを受けなければ生きられません。私たち人間は、超未熟な状態の赤ちゃんを産み、それを非常に濃密にケアする。つまり、お父さん、お母さんだけでは手が足りませんから、そのほかの家族や地域のコミュニティーの力を借りながら育てます。そうした濃密なケアの中で、言語や文化を獲得するわけです。

チャイルドケアがあり、看取りの場面

ではターミナルケアがあって、その後グリーフケアがある。グリーフケアが、なぜ次の世代を育てるチャイルドケアにつながっていくのか。この3つのケアが循環する糸口を探すことが、生きなおす力、生き抜いていく力を養うことについて現場で考えてみようという提案につながるのではないかと思います。

悲嘆とメランコリーを分けるもの

今、私は大学の講義で、こうした話をスピリチュアルケア理論として教えています。グリーフの話に特化していきましょう。やはりその学術的な研究となると、フロイトにさかのぼります。彼が1917年に出した「悲哀とメランコリー」という論文が、喪失体験に関する研究の始まりです。彼はこの中で、精神科医として、うつ病全体と、大切な人を亡くした場合の悲しみとは、どこが違い、どこが共通するのだろうかというところから論考を出発させています。

彼は、悲しみに沈んでも、ちゃんと見守っていれば、やがて日常に戻って来る一般的な悲しみ、つまり悲哀と、行ったきりになって病気の中に沈んでいくメランコリーには、共通するものがあると考えます。

それは、次の3つです。
①深刻な苦痛に満ちた不機嫌
②外界に対する興味の放棄
③愛する能力の喪失

目の前に、自分のことを非常に心配してくれて愛してくれる人がいるけど、そこには心が行かなくなってしまう。別なところにばかり気持ちが行ってしまい、壊れたレコードのように1周回ると、またガチッと戻ってしまう。そうした共通点があります。

では、悲哀とメランコリーを分けるものは何か。これはとても大切なポイントです。日本の研究者はあまりここを採り上げないので、あえて私は強調したいと思います。それは、「妄想的に処罰を期待するほどの自我感情の低下」です。

フロイトはこの論文の中で、患者さんの話をよく聞いて分析しています。そこから分かってくるのは、妄想的に処罰を期待してしまう患者さんの話をよく聞いていくと、自分のことを責めているようでありながら、実は亡くなったその人を責めたい気持ちがあるのではないか、ということです。しかし、亡くなった人を責めたい気持ちがあっても、そうしてしまうと、今度はまた何か災難に遭うのではないかと思うのです。

昔から、亡くなった人のたたりを鎮めようという営みには、そうした心理と共通するものがありますが、フロイトはそこをしっかり見ているのです。亡くなった人を、自分は好きでもあったけど、嫌なところもあった。でも、相手にその怒りの気持ちを向けてしまうとたたられるのではないかという恐怖感があるので、それを反転させて自分で引き受けてしまう。それが、妄想的に処罰を期待するほどになる自我感情の低下につながるのではないかということです。

ここで、自我感情を低下させないよう、自尊心を十分に育て、自分が好きだよといってもいい気持ちを育てることが、この分岐点で考えるべきテーマになるのではないかと思います。

喪失対象との新たな関係づくり

喪失の痛みや意味、あるいは苦の受容について、フロイトのこの理論によって考えを進めてみます。彼は生きる力をリビドーと呼びました。人は、愛していた人を失うと、あの人の存在は、自分にとって一体どんな意味があったんだろうと考えるのです。よく「心に風穴が開く」と言いますね。その後、悲しみが健全に表現され、受け止めてもらえればいいのですが、それがされなかった場合、そのエネルギーは対象の記憶に固執して、幽霊のようにさまよい、壊れたレコードのように同じ思考を繰り返すようになってしまう。

ところが、喪失した対象への、愛憎入り交じったアンビバレントな複雑な気持ちを言葉にすることができ、それを批判されずにそのまま誰かにあたたかく受け止めてもらえると、失った対象の内的な意味を見出すことができ、人は心の風穴がふさがったと感じるのです。「あの出会いにはあんな意味があったんだ」という感じでしょう。そして、記憶の中に、その対象の新たな居場所ができる。

しかし、だからといって悲しみが消えるわけではありません。悲しみは続きます。でも、亡くなった人との新しい関係が紡ぎ出されて、自分の周りにいる別な人たちとの新しい世界を生きていく勇気が生まれてくる。そうした変化が起こると言っているのだと思います。

「お互いさま精神」によるグリーフケア

そこで、こうしたフロイトの研究を踏まえながら、改めて、グリーフワークとグリーフケアについて私なりにまとめてみました。グリーフワーク、つまり悲嘆の仕事とは、大切なものを失った悲しみの体験を通して喪失の意味を見出し、新しい人生を生きていく勇気と思いやりを育んでいく作業です。喪失の悲しみを体験している人は、自分を必要以上に責めることで、ある意味、真実を避けているのかもしれません。そこでグリーフケアとは、「そこまで自分を責めなくてもいい」と伝え、あるいは自分を責める以外に何かそこに気持ちがあるのかもしれないと推測しながら寄り添って、見守りの環境を提供していくことです。

こうしたグリーフケアに関して、フロイトの日本への紹介者である小此木啓吾さんは、『対象喪失―悲しむということ』（中公新書）の中でこんなことを話しています。悲しみを癒やし合うのは、日本文化が持っていたお互いさま精神によるのだということを、小此木さんはちょっと難しい言葉で次のように表現しています。

①転移の中の悲哀の仕事

フロイト自身も、自分のお父さんを亡くしたときに悲しみに耐え切れず、自分のお弟子さんに手紙を書いたり、相談を聞いてもらったりして癒えていく部分がありました。最初はお父さんの良いところが弟子フリースに転移して、うまくいきました。でも、話を聞いてもらっているうちに、父親の嫌なところがだんだんと弟子に移ってきて、弟子と距離ができてしまう。まあ、人間は、先生であってもそんなものなのですね。

②投影性同一視による悲哀の仕事

まずは自分自身が、悲しんでいることを誰かに聞いてもらう、受け止めてもらう。そのことでどれだけ助かるかを体験する。次に、立場を変え、自分が誰かの話を聞かせていただく。その一生懸命聞かせていただく中で、自分もこういうことがあって、あのときはこうだったのだと、自分が歩いてきた道を別な視点から見なおし、納得しなおす。

これはラットマンの事例といって、やはりお父さんをなくした若い将校のケアをする中でのことでした。フロイトは患者に自分を投影して、自分自身が父親を亡くしたときの苦しみが、どういうふうに癒やされたかを見返していくわけです。

こうして癒し合うプロセスが、悲しみを癒やしていく日本古来のお互いさまの思想の中にあったのではないかと、小此木さんは言おうとしたのではないかと思っています。

人生の危機での行動パターンに、育てられ方が表れる

こうした人生の最期の部分と最初の部分のつながりについて、文献を探していたところ、ボウルビィというイギリスの精神科医の研究にたどり着きました。ボウルビィは愛着理論の研究で有名です。お母さんと赤ちゃんの絆の重要性を説いた人ですが、まずは第二次世界大戦後、戦争孤児の研究から始めています。疎開、あるいは病気などで、家族から離れてしまった子どもの精神的健康についての研究をＷＨＯ（世界保健機関）から依頼され、

その報告書の中でボウルビィはこう言っています。「赤ちゃんとお母さんとの人間関係が、親密で、継続的で、しかも両者が満足と喜びに満たされているような状態が精神衛生の根本だ」と。

この「親密」とは、好き好き好きというのではなくて、大嫌いになってしまったときがあっても大丈夫、けんかをしても仲直りできるよ、という本当の意味での親密さということです。けんかするのが怖くていい子ぶっている間は、相手と本当に親密な関係にはなっていないということなのです。ケアの現場でいうと、患者さんに怒りをぶつけられた瞬間は、うまく切り抜ければ、患者さんと新しいレベルでお友だちになれるチャンスかもしれない、そういう複眼的な視点を持っていることが大切だと思います。

次に「継続的に」とは、赤ちゃんが泣き叫んでいる状態から笑顔になるまでお世話を継続するということです。赤ちゃんが泣き叫んでいる状態というのは、おむつを替えてほしいにせよ、おっぱいがほしい、または遊んでほしいにせよ、これは大人の言葉で言うと地獄体験に非常に近いのではないかと思うのです。奈落の底に突き落とされるような状態であると推測されます。しかし、おむつを換えてもらったり、おっぱいをもらったり、あやしてもらったりすると、笑顔になりますね。これは天国体験です。ですから、赤ちゃんのお世話をするということは、大人の言葉で表現すると、地獄体験が天国的な体験になるお世話をしていることになります。こういうことがある程度整ってくると、地獄も天国も人生の一部なんだという、世界を統合的に体験できる人生の基盤が出てくるのです。それが継続性のポイントです。

また、両者が共に満たされている状態、互恵性も大切です。相手のために自分が燃え尽きてしまってもいいと思っていると、子育てはやはり続きません。親が倒れてしまうと子どもは生きていけないですよね。

ボウルビィは、この愛着研究の論考の最後で、こう言っています。「ある人間のパーソナリティーがどのように構造化されているかということは、後の逆境的な状態、とりわけ拒絶、離別、喪失の状態における反応の仕方を規定する最も重要なものである」。

つまり、命に関わるような非常に重大な人生のピンチになったときに、どのように対応するか、どのような行動パターンを取るか、そこに私たちがどう育てられたかの基本が表れてくると、愛着研究は発見したのです。

非言語コミュニケーションが伝える、感じ方のパターン

次は、ユングが1910年くらいに、アメリカで子どもの心理学について講演したとき

のテーマである、「ファミリー・コンステレーション（家族布置）」をご紹介します。これは初期ユングの華で、日本のユング研究家はあまり好んで話したがりませんが、非常に大切なテーマだと思います。

この頃のユングは、まだフロイトと仲がよかったので、言葉の連想を統計的に解析するようなことをしていたのです。すると、お母さんと娘さんの間に非常に高い相関関係がみて取れる。なぜ、そういうことが起こるのか。そこで分かってきたのは、親や学校の教師が無意識的にとっている情動的な態度が、子どもの性格に大きく影響する、ということです。先生や親が「ああしなさい、こうしなさい」と口で言ったことは、子どもにはほとんど伝わらない。しかし、親や先生の無意識の身ぶりや、息遣いが教える部分だけが伝わると言っています。

なぜかというと、子どもは親の動作や話し方をまねして、その中で感情を込めることを学び、あるいは感情を理解するようになる。だから、身ぶりや息遣いが大切だと言うのです。ノンバーバルなコミュニケーションによって、生き方のパターン、感じ方のパターンは伝達されるということなのです。

このように、親から子へと伝達される感じ方や考え方のパターンを、布置（コンステレーション）と呼びます。コンステレーションとは、星座という意味です。その星の並びにある形を見出してしまうのが人間の性ですが、私たちは家族という星座の中に投げ込まれ、その一つひとつの星がどのような感じ方、考え方をしているかというのを無意識的に自分の人生の鋳型として刻み込んで生きるようになる。そして、それを自分だと思い込んで生きるようになるということです。

こうしたことが、今、科学的な研究から明らかになってきています。ひとつご紹介してみたいと思います。赤ちゃんは「アア、ウウ」という喃語(なんご)で話します。一方、お母さんは「おもしろかったわね」とか、「おむつを換えて気持ちよかった?」というように、赤ちゃんとやりとりします。このやりとりを録音し、コンピュータを使って数学的に解析すると、音楽的なレベルで次のことが分かるということです。

うまくいっているやりとりの中には、①パルス、つまり交互に発生するリズミカルな連続性が見て取れる。②トーン。そのやりとりは、ひとつの音色やメロディーを奏でているようにみえる。③ナラティブ。発声と身ぶりを通して時間を分かち合い、情動的な包み込む感じをつくり出す、コミュニケーションの本質。これは、オーストラリアの音楽療法士、ステファン・マーロックが提唱しています。言葉をしゃべり出すずっと前から、私たちは人間としてのコミュニケーション・パターンの原型を、母子関係の中で、あるいは親子関係の中で、言葉を超えたところで身につけているということが、今、科学的に証明されてきているのです。

さまざまな見守りの器

あらためてそうした状況を図にしてみると（図2）、育ててくれる人と育てられる人、この2人はいろいろなことを同時に経験していきます。喜怒哀楽すべてです。そして、その喜怒哀楽のさまざまな体験をしているときに、一緒にいてくれる人がどんな息遣いとどんな身ぶりで、その体験を、「うれしかったね」、「悔しかったね」、「寂しかったね」、「よかったね」と言ってくれるのか。それは、親自身が気づかないところで、子どもの中に生き方のパターンとして染み込んでゆくのです。

子育てはとても厳しいものです。お父さん、お母さんだけでは無理です。私も身をもってそう思います。ですから、おじいちゃん、おばあちゃん、地域の力が必要なんですね。そして、これらの関係性を、遠くで見守ってくれる視点が、今、必要なのではないかと思います。育ててくれる人が育てられる人に伝える息遣いのことを「スピーラーレ」、その息によって生かされているものが「スピーリタス」と呼ばれ、呼吸によって生かされているものというラテン語から、「スピリチュアリティ」（霊的なもの）という言葉が生まれてい

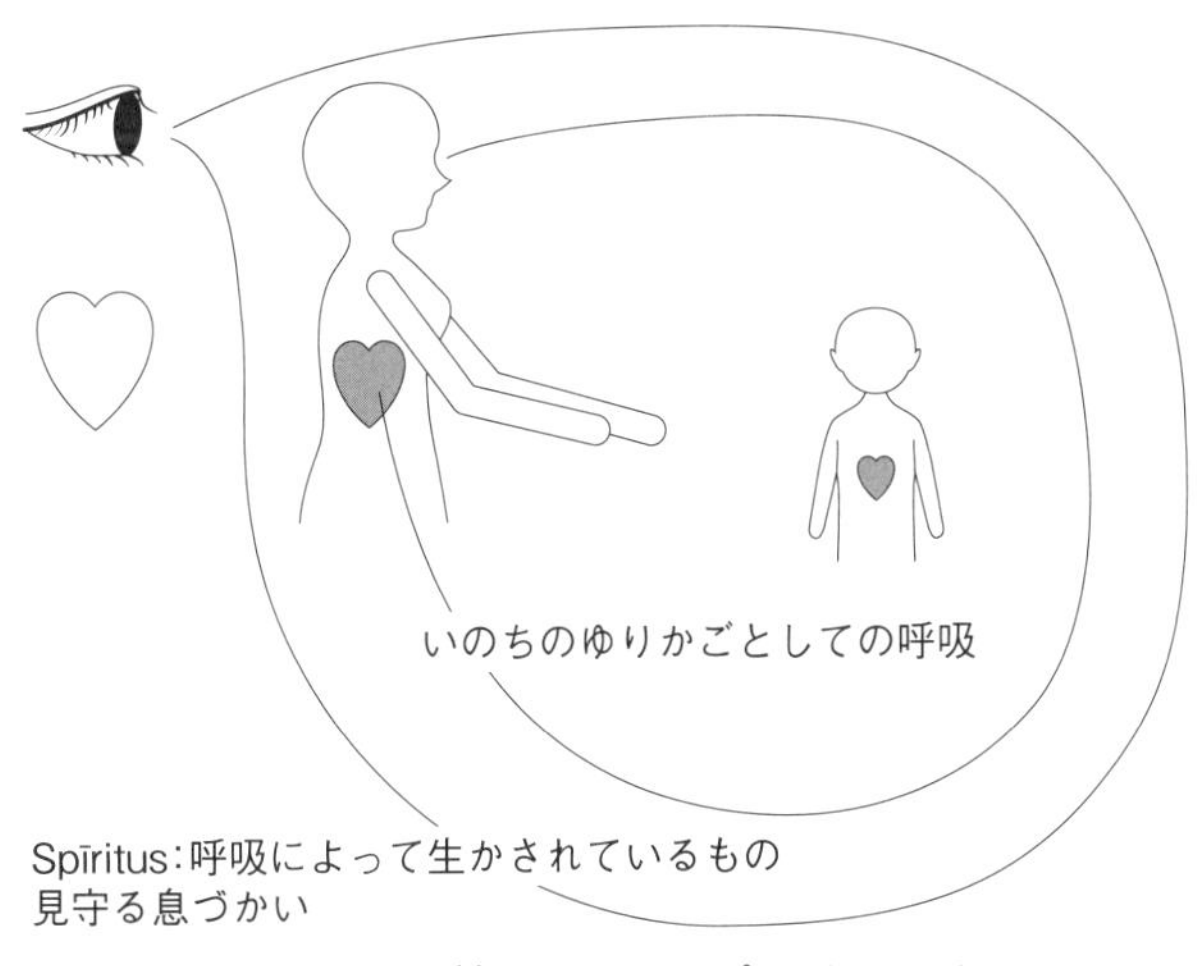

図２　見守り環境としてのスピリチュアリティ

るそうです。

　これらに基づいて、私たちの人生の中にある見守りの器には、どんなものがあるか考えてみました。母子関係の中では、まず人生の最初の安心と信頼を築くための器が得られます。そしてそこに若干でこぼこがあると、心理療法では自分の物語を語る中で自己物語が再構築され、健全な自我の育成、あるいは個性化が図られます。医療では、お医者さんはどちらかというと父性的、看護師さんは母性的で、看護師さんとの関係では、患者は母性によって受け止められることで生きる意欲が出てきます。スピリチュアルケアは自己の死と再生の見守りで、そうした見守りに支えられて魂が成長できるようなるのではないかと思います。

子どもの船出に必要な、しっかりとした「安心電池」

子どもの発達の課程では、どんなことが起こっているのでしょうか。親として、あるいは養育・教育者として、私たちはどういうことを心がければ、ピンチを生き抜いていく人間を育てられるようになれるかということに論点を移していきます。

この図は、アメリカの精神分析家のマーラーという人が説いた発達理論です（図3）。生まれてきたばかりの赤ちゃんは、体はお母さんから出てきたけれども、存在としてはまだ母親に包み込まれた状態です。体はまだ3～4時間リズムで、24時間リズムになっていません。ですから、お母さんはおっぱいをあげるのに夜中も大変です。太陽の光を浴び、いろいろなことを通して、3カ月くらいかけて体内時計が24時間態勢になっていきます。それが正常自閉期、共生期です。

それからハイハイが始まって、体としても少しずつお母さんから自分で離れていけるようになる。1歳半になるとよちよち歩きをして、ちょっと離れた所まで行くけど、すぐ不安になってお母さんのほうを見て帰ってくるわけです。

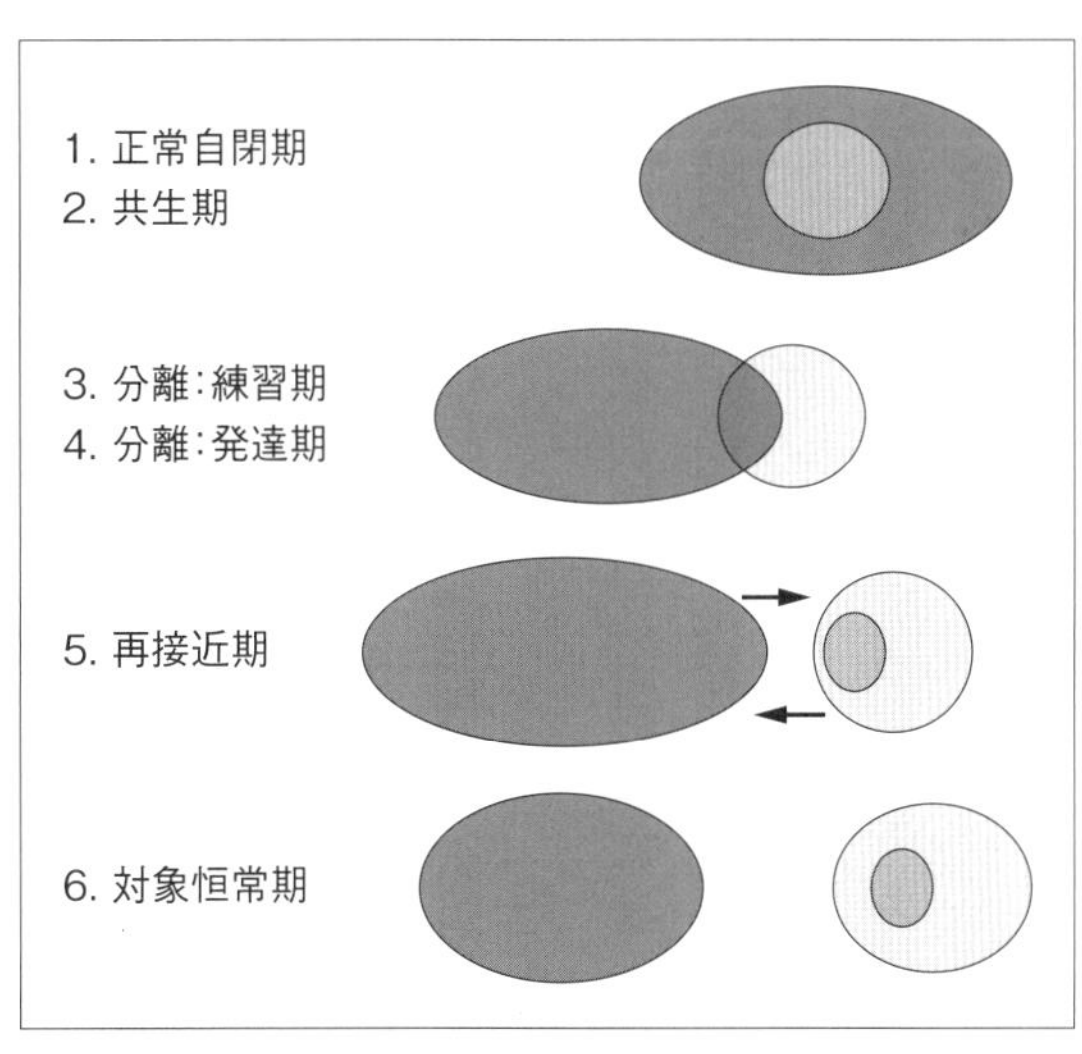

図3　M. S. マーラーの発達理論

そのくらいの子どもは、世の中を探検に行って犬がいたり、車が来たりするとすぐお母さんのほうを見て、「ワンワン」「ブーブー」と言うでしょう。そのときに、私たちが同じように「ワンワンだね」「ブーブーだね」と、一緒に驚いてあげる、喜んであげる、言葉で返してあげる。これが彼らの安心につながるのです。そして、不安になったときには、必ず「抱っこ！」とやって来ます。この再接近期に最も大切で、そして私たちに求められている修行は、子どもが寄ってきたタイミングを逃さず、すぐに抱き上げてあげることです。そうすると数秒から1分で安心電池が充電されて、子どもはむずむずと体を揺すり、下に降ろしてと言って、また歩いて行きます。

ところが、私自身にも言えることですが、大人は今、ほかの大切な仕事で手が離せない、というときがありますよね。そうすると、「○○ちゃん待ってて」と言ってしまう。用事が終わり、「ああ、終わったから抱っこするよ」と言うと、もう子どもはそこで帽子を投げて怒ってしまいます。「え、抱っこって言ってたんじゃないの?」「もういい!」などとなり、「じゃあ、お父さんもう抱っこしてあげないよ」というように、コミュニケーションのボタンの掛け違いが起こり、それが一生続くかもしれません。私たちが、何にプライオリティーを置くかが問われる時期なのかもしれません。

そして、この世の中を生きていっても大丈夫だというような、いつも近くにいい体験を与えて守ってくれる人がいるという「安心電池」が自分の中にしっかりしてくると、子どもは船出ができ、対象恒常期となります。昔の日本人はこのことをよく知っていました。だから、「三つ子の魂百まで」ということを言ったのではないかと思います。

人生最初の喪失体験、離乳

次は、また悲しみの問題に戻ります。人生最初の悲しみを感じるのは、いつだと思いますか。これは諸説あると思いますが、精神分析の対象関係論学派をつくったクラインは、おっぱいを離れることだと言っています。離乳といっても、断乳、卒乳と呼び方はいろいろですが、どういうふうに大切なおっぱいさんから離れたか。「離乳に象徴される人生最初の大きな喪失体験は、その後の人生におけるさまざまな喪失に対するワーキングモデルになる」と彼女は言っています。

そのときに、泣いたら来てくれるいいおっぱいと、泣いても来てくれない悪いおっぱいというのは、どちらも実はお母さんというひとりの人間そのものだったと気づいていきます。いいことも悪いことも、同じお母さんに起源していたのだと気づき、お母さんをひとりの人間として受け止める時期となるのです。好きと嫌いという相反するものが統合される葛藤が生まれるので、この時期の子どもは難しいのです。そして、その〝おっぱいさん〟という大切なものを失ったという人生最初の対象喪失の時期には、必ず悲しみに沈む期間がある。その悲しみを通過していくために、人類として、あるいは生物学的な知恵として、この時期から象徴形成が始まるとクラインは言いました。

思いやりの起源

そして、クラインのもとでトレーニングを受けたウィニコットは、クラインのディプレッシブ・ポジション（抑うつ態勢）、つまりうつになるといつも離乳のときの感覚に無意識的に引き戻されてしまうということを、違う言い方で表現しました。思いやりの起源はどこにあるかという形で、この時期を考え直したのです。

赤ちゃんがおっぱいをもらっているときに、大切なおっぱいさんを噛んだり、蹴ったりする。そうするとお母さんは、当然、痛いのでびくっとします。そのときに赤ちゃんは、びくっというお母さんの身体的な反応に、自分は大切なものを壊しちゃったんじゃないかという不安を覚えるのではないか、と推測しました。これが原初的な罪悪感、大人になったときの罪悪感の基盤にあるのではないかと考えます。

でも大概の場合は、お母さんはちょっと嫌な顔をしても、「大丈夫、大丈夫。今度は優しく吸ってね、痛いから」と言って、また授乳を続けてくれる。そうすると、お母さんと赤ちゃんとの間に笑顔が戻ります。

赤ちゃんは勝手ですから、お母さんが笑ってくれると、「僕がお母さんを笑顔にしてあげたんだ」という自分勝手な喜びに満たされる。でも、その喜びは大切なんですよ。そうした自信というか喜びがあるから、一瞬前に感じた、大切なものを壊しちゃったんじゃないかという思いが、お母さんへの新たな優しさ、思いやりにつながるというふうに考えていくわけです。

では、「もう、噛むから嫌よ。押し入れに入っていなさい！」といった形で、関係が修復されないままになってしまったとき、赤ちゃんの罪悪感はどうなるのでしょう。これは、もしかしたら抑うつや反社会的な行動、突発的な破壊衝動という形で、後々さまざまに形を変えて輪廻していくことになるかもしれません。

親の精一杯の対応が、自己のよりどころに

アメリカで刑務所の費用がかさみ、どうしたらいいかという問題に対して、対策として子育てに費用を使おうという案が出ました。子育てに費用を使うことで暴力の連鎖が断ち切られるという報告があります。『育児室からの亡霊（ゴースト）』（毎日新聞社）で紹介されたこの研究報告では、罪悪感が抱き留められると思いやりに変容する、そこをしっかりと経験しているかどうかが、突発的な破壊衝動、暴力の連鎖を断ち切るためのひとつの方

策となると書かれています。

そしてもうひとつ、ウィニコットが貢献した大切なポイントに、本当の自己のよりどころ、という考え方があります。赤ちゃんは言葉で自分のニーズを表現できませんから、泣いたり身ぶりで示したりするしかありません。そこで親が、おっぱいかな、おむつかな、遊んでほしいのかなと一生懸命考えながら対応すると、赤ちゃんは応えてもらえたことを喜び、笑顔になって安心します。ウィニコットは、その積み重ねが本当の自己のよりどころになると言っています。

しかし、実際に育児を体験してみるとわかりますが、そんなことが100%できるわけはありません。60%くらいできれば、上々ではないかと思います。

一方、赤ちゃんが泣いても、養育者が自分の不安や欲求に気を取られていると、今度は逆に赤ちゃんのほうが養育者の欲求に合わせざるをえなくなります。そして、それが偽りの自己の元になると言っています。ただ、完璧な親などいないので、偽りの自分というのは何十%かは避けられません。ここで、ウィニコットはうまいことを言っています。「偽りの自己が健全に発達すると、それは社交的な能力になる」と。これも大切なことだと思います。

自己の「実感」を体験しておくことの大切さ

そして、それに私が付け加えたいのは、本当の自分とは「実感」なのだということです。「これが本当の自分だ」と言語化したり、イメージ化したりした瞬間に、それは擦り抜けてしまう。ここが難しいところです。言葉にできない、イメージにさえもできない本当の自己の実感の体験とは、胸があたたかくなる、涙が流れる、ちょっと恥ずかしい感じがするといった体験です。

そうしたあたたかい体験をしていくと、「よし、生きていこう」「すごくつらいけど頑張ろう」「諦めずにやっていこう」「希望を捨てずにやっていこう」と思えるようになるのです。これが自己の本質であって、言葉にできるものではありません。それを言葉にしようと思って人に強要すると、それもまた偽りの自己になってしまう。だから、こうした響き合う喜びと涙の体験を、人生初期にたくさんしておくことが大切なのだということです。

ひとりでいられる能力

そしてもうひとつ、ウィニコットの言葉で大切なのは、『ひとりでいられる能力の獲得』です。お母さんという見守りの中で、赤ちゃんは対象との遊びに没頭することができるのです。そして、見守りの中で何かに集中できたとき、初めて彼らはひとりになる。この没頭する能力は、成長後の集中力の基盤になると言っています。

見守る親になってみるとよくわかりますが、子どもが親を忘れて目の前のおもちゃで夢中で遊んでいると、何か置いていかれたようで寂しくなる。それでついつい、「こっちのおもちゃの方がいいよ」と言って手を出してしまいます。しかし、みなさん、考えてください。自分が新聞を読んでくつろいでいるときに、誰かに「こっちの雑誌のほうがいいよ」と言われたら腹が立つでしょう。赤ちゃんだってそうです。でも、赤ちゃんはそうは言えません。

その腹立たしい気持ちが、思春期になると反抗という形になって表れます。3歳の反抗期、それから思春期の反抗期。私たちは子どものためによかれと思って、こっちのおもちゃのほうがいいよと話しかけるけど、それを彼らは侵入されたと思っているかもしれません。

ですから、親として見守るときに自分が忘れられたように感じる寂しさをどう耐えるか、ここが私たちが真価を問われるところかもしれません。

共同注視から情動調律へ

最近の科学的な研究では、こうしたほどよい母親的環境といわれるものが、いろいろに名前を変えて実証されてきています。たとえば、ジョイント・アテンションがあります。最初の赤ちゃんとの関係は、目と目を合わせ、赤ちゃんの目にお母さんが映っている、赤ちゃんがお母さんの目に自分の顔を見る、そうした密接な関係です。半年から1年が経つと、2人は自分たち以外のものを、「ほら、ワンワンがいる」と、何かを共有する関係に移っていきます。そうすると、そこでは情動調律が起こります。赤ちゃんが感じていることを察し、「おなかすいたね」「ワンワン来たね」と言葉にして、そこでおっぱいをあげたり遊んだりしながら状況を調節し合います。でも、チューニングし合えるようになると、親の無意識的なところも子どもに反映されていってしまうから、難しさが始まるところでもあるのです。

こうしたことを別の視点からは、「世話する者として、自分自身を相手の感情が満たされるように存在として差し出していく」とも言い換えられます。これは情動的応答性と呼ばれるものです。そうした心の向け方を、私たちが育児の中でしていくことが、さまざまな意味での社会づくりの先行投資になると、科学的に分かる時代になったということではないかと思います。

悲しむ力を取り戻し、育む力を身につける

最後に、こうしたスピリチュアルなケアの中にいて私が思うことを、ケアにおける知性と感性の統合という視点で分かち合わせていただいて、まとめたいと思います。

まず、人は自分を大切にできる程度にしか、他人を大切にすることはできない、ということです。ですから、これから介護なり、看護なり、臨床心理なり、対人援助職に就かれる方は、まず自分を大切にすることを学びましょう。自分を大切にしてもいいということを、しっかりと自分の中に刻み込んでいく。フロイトの言葉を借りれば、「自我感情（自尊心）を高める」ということです。

また、自分を大切にできる以上に他人を大切にしようとすると、バーンアウトしやすくなります。そのためには自分自身をよく知ることが必要になります。しかし、自分を知る

ことは、日本的な文脈の中では、ともすると自分を責めることにつながってしまいます。そうではなく、自分を大切にしていいんだ、自分を好きになっていいんだ、ということにつながるような自己覚知、如実知自心（にょじつちじしん）を身につけていくことが、大切な時代ではないでしょうか。そういうことを重ねていくうちに、自分を大切にしながら悲しむことのできる力が身についていくのです。

最近、葬式不要論などの考え方が出てきていますが、葬式、法事には、ものすごい量の人類の知恵が詰まっています。私たちは、儀礼を簡略化することで悲しむ力をどんどん失っていった。そして、悲しむ力を失ってしまったから、育てる力も失っていっている、という悪循環があるのではないかと思います。

ですから、今日お話ししたようなことを参考にしていただきながら、悲しむ力を身につけることで、新しい世代を育む力を身につけていっていただきたい。自分の子どもでなくてもいいのです。ちょっとしたお手伝いをする中で、新しい命を育むことはできるわけです。そうしたコミュニティーとしての育む力をつけ、ケアの循環が起こるような人間関係を構築しなおしていく時代が来ているのではないかと思っています。

5

死の臨床40年の歩みと スピリチュアルケアの課題

柏木 哲夫

1977年に死の臨床研究会を立ち上げて40年になるが、近年がん末期の患者さんに対して症状のコントロールさえすればよいという風潮が広がりつつある。身体の問題だけではなく、心の問題、社会的問題、そしてスピリチュアルな側面の包含的なケアに原点回帰していく必要があり、スピリチュアルペインに対して、医療関係者と宗教者が協力関係を築き、アプローチすることが大切になると思う。

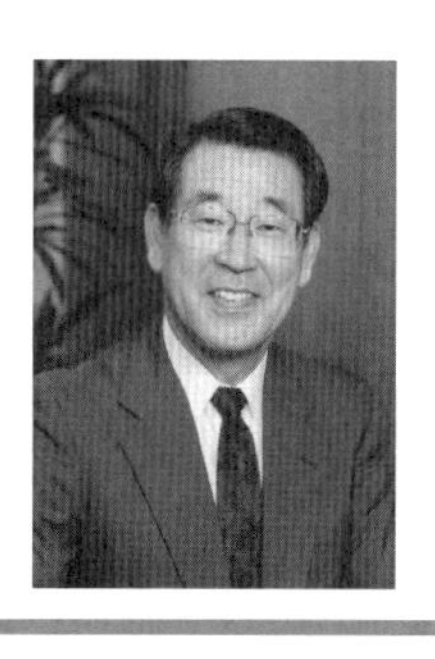

淀川キリスト教病院理事長、淀川キリスト教病院名誉ホスピス長、大阪大学名誉教授、日本ホスピス・緩和ケア研究振興財団理事長。1965年 大阪大学医学部卒業。1972年 淀川キリスト教病院に精神神経科を開設。1984年 ホスピス開設。1993年 大阪大学人間科学部教授就任（人間行動学講座）。淀川キリスト教病院名誉ホスピス長。2004年 金城学院大学学長。2007年 金城学院学院長を兼務。2013年 淀川キリスト教病院理事長。1994年 日米医学功労賞。1998年 朝日社会福祉賞。2004年 保健文化賞受賞。『生と死を支える』（朝日新聞社）、『人と心の理解』（いのちのことば社）、『老いはちっともこわくない』（日本経済新聞社）、『癒しのユーモア』（三輪書店）、『定本 ホスピス・緩和ケア』（青海社）など著書多数。

「ご臨終」は不正確な表現

今日は、これまで私自身が経験した患者さんの死を通して教えられたことを皆さんにお分かちしたいと思います。ホスピスという場で約２５００名の患者さんの死を体験いたしました。柳田邦男先生のお話にもありましたが、１９７７年に死の臨床研究会という会を立ち上げまして、ちょうど40年になります。今年は40周年の記念大会が札幌で行われることになっています。

日本語というのは非常に曖昧でして、先ほどの柳田先生のお話の中にあったように鷲田清一先生は言葉を中心にした臨床の哲学を展開されていますが、私も還暦を過ぎてから非常に言葉に敏感になりまして、言葉によくこだわります。

２５００名の方のご臨終の時に、初め「ご臨終です」と言っていました。ところが、言葉にこだわっていますと、この「臨終」っていうのは「終わりに臨む」って書いてあるんですね。ですから、終わりではないんです。終わり（死）を告げる時に臨終、すなわち「終わり（死）に臨んでいる」と告げるわけですね。「ご臨終です」というのは厳密に言えば「死に臨んでおられます」ということなんです。ところが、その「臨終」という言葉を「亡くなりました」という意味で使っているので、本当は正確ではないんです。

そう思い始めると、看取りの時に「ご臨終です」とすごく言いにくくなったんです。それで、ちょっと勇気を持って、しばらく「お亡くなりになりました」と言うことにしたんです。死が現実になっている時に、終わり（死）に臨んでいるという意味の「ご臨終です」という表現をせずに、「亡くなりました」というほうが死を現実のこととして受け入れる手助けになるのではないかと思って始めたんです。

しかし、「お亡くなりになりました」という私のいわゆる臨終宣言に対して、ご家族から何となく「それなに？」という感じの反応が返ってきまして、これはもう私自身の自己満足ではなくて、ご家族、ご遺族のために、「ご臨終です」という慣用句を用いるほうがきっとケアの面からはいいだろうということで、「お亡くなりになりました」という表現をやめて、「ご臨終です」に戻しました。それが正しい判断だったかどうかわかりませんが、まあたぶん正しかったんだというふうに思います。

日本人は「死」という言葉を忌み嫌う

この「死ぬ」「お亡くなりになりました」「死にました」といった、「死」という現実は非常に厳しいことで、日本人だけではなくて他の国でもそうですが、全世界的に避ける傾向はおそらくあると思います。特に、日本人は「死」という言葉を忌み嫌います。それで、死を迎えるということに関してこれはごくごく一部なんですが、本当にたくさんの表現があります。「息を引き取る」「永眠する」「亡くなる」「逝く」「他界する」「昇天する」「召される」……もっともっともっとたくさんあると思いますが、とにかく「死」という言葉を使わないで死を意味する言葉がたくさんあるということは、死を絶対化するのでなく、相対化する役割を果たしているのではないかなと思います。

日本だけではなくて、アメリカでも「Die」という言葉を使わないで、「Expire」という言葉を使う場合がありますし、「Pass away」という言葉もあります。それから、「Meet one's end」。それから、「She is not with us」、〝もう彼女は私たちと共にいません〟というような間接的な表現を使います。

１９７７年、40年前に３つの出来事が日本に起こりました。これは日本における３つの大きなことという意味ではなくて、私自身の専門分野で３つの大切なことが起こったということです。１つは、先ほど言いました、死の臨床研究会の発足です。２つ目は、ホスピスの働きが初めて朝日新聞に紹介をされました。ホスピスという言葉が新聞紙上できちっと紹介されたのがこの年でした。それからもう１つ、これはあまり知られていないことなのですが、病院死が在宅死を上回ったのがこの年だったんです。戦争の直後はほとんどの方が家で亡くなっていたのですが、だんだんと在宅死が少なくなって病院死が増え、1977年（昭和52年）に初めて病院死が在宅死を上回ったという歴史的な事実があります。

その次の年の1978年に初めて『死の臨床』という冊子が発行されました。「死の臨床」という言葉は当時、医学界の中では非常に評判が悪く、やや違和感をもって迎えられました。医学界だけではなくて、一般の社会の中でも「死」が付いた言葉がなかなか受け入れられませんでした。大阪のあるホテルで、死の臨床研究会の理事会を開いたら、看板を出してくれないんです。研究会の会場の隣りで結婚式が行われまして、そこの新婦のお父様がその研究会の事務所に駆け込んでこられて、「あの看板外してください」って言われました。そういう時代でした。しかし、がんばって死の臨床を続けて、それに関する冊子が全10巻できています。もうかなり古典になりました。

「死」と「生」が一緒になっていくのが日本の傾向

死の臨床研究会のホームページに、「死の臨床において患者や家族に対する真の援助の道を全人的立場より研究していくことを目的とし、1977年に創立された研究団体」とあります。「死の臨床」という言葉の非常に大きなインパクトは、「死」という言葉が独立しているということなんです。

よく「生と死」という表現がされますが、「死」だけを浮き上がらせるのには抵抗があって、「生」と共同で一緒になっていくというのが日本の傾向だと思います。それが「死生学」というごくごく当然のように用いられている言葉ですが、これはまやかしというほどではないですが……。

「Thanatology」という言葉がありまして、これはギリシャ語の「死」を意味する「Thanatos」が語源になっているんですね。ですから、「Thanatology」というのは、忠実に訳すならば「死学」になるんです。死生学ではなく、死学です。なぜここに「生」を入れるか。

私は、実は阪大で10年ほど教鞭を執ったんですが、その時の文部科学省から許可された正式の講座名が「大阪大学大学院人間科学研究科臨床死生学・老年行動学講座」という非常に長いものでした。ここにもやっぱり「死生学」とあるんです。「死学」ではありません。『生と死を支える』は私が1978年ぐらいに書いた本ですが、そのときに「死を支える」とどうしても書けなかった。自分の心の中でも、「生と死を支える」という言葉のほうが何となくよく売れるような気がした。「死を支える」というのは、どうも売れそうにないと。

もちろん、それだけではないんですが。「生と死を支える」というタイトルは、実は朝日新聞社から出たんです。「いやー、やっぱり先生、死を支えるではなくて、生と死を支えるのではないでしょうか」と言われて押し切られました。さらに、『良き生と良き死』という本も書きました。これも出版社に押し切られました。

いろいろなところに「生と死を考える会」というのがあります。これもやっぱり死を考える会ではなくて「生」と対になるんです。

臨床死生学学会という会があります。大会のテーマが「臨床現場で生きる／活かす死生学」といいます。日本文化の象徴だと思いますが、「死」だけを浮き上がらせるということが非常に難しいという文化的な背景があると思います。

それで、反省しまして、NHKから出した本では、『死を看取る医学』といって、初めて「生」を取りました。でもこれもかなり売れたので、あんまり死を独立させることがマイナスに働かなかったということです。

ターミナル、ホスピス、緩和、そしてエンドオブライフ・ケアへ

少し話題を変えて、歴史的なことを申し上げたいと思います。1950年代には「ター

ミナルケア」という言葉が非常に多く用いられました。私が感心を持ち出した時には、誰もが使っていました。しかし、変な副作用が出まして、ターミナルケアという言葉が一般化されるにつれて、日本中のターミナルホテルが名前を変えだしたんです。ホテルグランヴィアになったり、メトロポリタンホテルになったりしました。これは本当に不思議な現象でした。大阪駅の構内にターミナルホテルというのがあって、それが知らない間にホテルグランヴィアに変わっていたので、ホテルの企画室に電話をかけてみたんです。「どうして名前を変えられたんですか」と聞くと、「ターミナルっていうのはちょっと縁起が」と言われたので、すごく腹が立ちまして。

ターミナルというのは終末というのではなくて、実はボーダー（境界）という意味なんです。この世での生活を終えて、次の新しい世界へ旅立つ。その境目をケアするのがターミナルケアです。したがって、ターミナルホテルっていう名前は、まさに旅人がそこで一夜の宿をとって、いいサービスを受けて、新しい世界に旅をするという、ホテルとしては最高の名前です。「変えたのは、もったいないと思う。元に戻すお気持ちはありませんか」って聞いたら、「ございません」って言われました。それで引き下がったんですが……。

言葉というのは変わります。１９７０年代にはホスピスケアになり、今度は「緩和ケア」という言葉が、今の主流になっています。現在は、「エンドオブライフ・ケア」という言葉が次第に「パリアティブケア」「緩和ケア」に取って代わりつつあります。もう後10年ぐらいすれば、「エンドオブライフ・ケア」という言葉が主流になるのではないかというのが私の予想です。

「支える」のが緩和ケアで、「寄り添う」のがホスピスケア

言葉に対するこだわりというのを私は持っていまして、たとえば「生きる」という言葉と「生き切る」という言葉がありますね。どうもこの「生きる」という言葉と「生き切る」という言葉に違いがある。

「生きるのを支える」のが緩和ケアではないか。がんという診断がついて、そこからすぐに緩和ケアが始まるというのはよく言われますね。早期から始まる。そこでは患者さんは生きておられるわけです。生きている患者さん、しかし苦痛があるから、その苦痛をしっかりと支えて差し上げる必要があるということで、「生きるのを支える」というのが緩和ケア。それで、ずっとその末期に近づいてきて、「生き切るのに寄り添う」というのがホスピスケアではないかと思うんです。

「支える」というのと、「寄り添う」というのはちょっと違うんです。「支える」というの

は下からなんです。「下支え」という言葉があります。「寄り添う」というのは、明らかに横からです。ですから、「支える」というのは「お支えしないと、この人ちょっと落ちるぞ」という気持ちがこちらにあるわけです。でも「寄り添う」というのは横に寄り添っておれば、この方はちゃんと進んでいかれるという気持ちがある。「支える側」「寄り添う側」の気持ちに、下からと横からの違いがあると思うんです。

死、そしてホスピスの医学化

死の医学化ということが、非常に大きな問題になっていたし、まだ問題だと思っています。先ほど、垣添先生が奥様の最期の場面を本当に感動的に語っておられて、私も聴いていて熱いものがこみ上げてきたんですが、医学化ということをもっともっと私たちは反省し、深く考える必要があると思うんです。

死というのは人間的な出来事なんです。英語で「human issue」という言葉があります。死は、医学的な出来事「medical issue」ではなく、human issueであり、社会的なissue、社会的な出来事である、と。もちろん医学的な出来事という側面もありますが、医学の面だけで死を見ていってはは非常に大きな問題に出くわす。もっとグローバルに、人間的な出来事、社会的な出来事として捉えていくことが非常に重要ではないかと思います。

残念ながら、ホスピスの医学化（medicalization of Hospice）ということも、ずっと見ていて感じます。淀川キリスト教病院で初めてホスピスケアをスタートさせたのが１９７３年で、もう43年前になります。初めて日本にホスピスができたのが１９８１年です。現在、約３７０のホスピス緩和ケア病棟が日本中にあります。その中で行われていることが初期に行われていたことよりも、かなり「medicalization（医学化）」中心になりつつある。私はそれをある意味で非常に憂うべきことだと思っています。

ホスピスは、がんの末期の患者さんがもちろん主になります。症状のコントロールは非常に大切なことです。しかし、症状のコントロールさえすればそれで仕事は終わりではないかという風潮が少し全体的に広がりつつあることがとても心配です。症状のコントロールというのは、ある意味で medical issue です。もっとグローバルな、柳田先生のお話にあった身体の問題だけではなくて、心の問題、社会的なこと、それからスピリチュアルな側面を包含的に見る……そういうケアの仕方、これはまあホスピスのオリジナルなアイデアなんですが、そこに原点回帰していく必要があるのではないかと思っています。

「死生学」から「生死学」へ

「死生学」は、これも言葉に対するこだわりなんですが、本当は「生死学」ではないかと、この頃また思っています。

死生学というのは、自分の死を自覚し、そこから生を学ぶ。だから、死というものを視野の中に入れて、やがて自分は死を迎えるのだから、それからどう生きていくのがいいのか学ぶ。大切なことですね……死を自覚しながら生を学ぶ。これが死生学です。

生死学というのは、自分の生の中で死を学ぶ。自分が生きている。その生きている先にある死というものを生の中でしっかりと学ぶ。そういう意味では死に焦点が当たっている。自分の死を自覚しながら、そこから生を学ぶというのは生に焦点が当たっている。生に焦点を当てるのはある意味簡単、と言うとちょっと言い過ぎかもしれませんが、しやすいことなんです。

でも、死に焦点を当てるというのは非常に難しい。できれば避けたいことなので、私たちはやっぱりどうしても死生学という概念が前に出て、「生死学」というところへいかない。生の臨床というのはすぐにフッと入れるんですけど、死の臨床には非常に抵抗を感じる。

死というものに焦点を当てようとしている臨床だから、なかなかそこへ乗っていけないという側面があるのではないかと思います。

良き死の3大条件は「苦しくない死」「交わりのある死」「平安な死」

これも言葉に対するこだわりですが、患者さん自身の希望を支えるということが非常に重要だと言われます。希望を支えることは医学的にもできます。私は、医学と宗教の協力ということを考えるときに、「希望を支える」という言葉の解釈を広げる必要があると思っています。

「この世での希望を支える」ということは医学的なアプローチで十分できます。しかし、「この世での希望」を支え切ることはできません……その方はこの世での生をやがて終えるわけですから。でも、死を自覚した人がこの世での希望を支えきれなくなった時に、宗教的なアプローチによって「死後の世界への希望に生きる」ということが上手くいく場合がある。その場合の宗教家の介入は非常に重要だと思っています。

ホスピスでキリスト教の洗礼を受けた人がいて、この人はこの世での希望はなかったんですが、洗礼を受けることによって死後の世界へ旅立つことができる魂の平安を得ることができました。

「良き生を生きたら、良き死を死すことができる」「良き死を死すためには、良き生を生きる必要がある」というようなことが言われます。「良き死」というのはどういう死かということを約2500名の看取りの中から自分なりに考えたんですが、「苦しくない死」「交わりのある死」「平安な死」というのが、やはり良き死の3大条件ではないかと思います。

「苦しくない死」というのはまず第1条件です。これは身体の問題です。日本語には、「安全」という言葉があります。なんとなく物質的な身体を中心にした言葉です。「これ賞味期限切れてるけど大丈夫?」「安全?」というのは、身体のことです。

「交わりのある死」というのは、コミュニケーションという意味です。「しっかりとしたコミュニケーションが保証される」『誰かが側にいる』という交わりが存在するということ、これは「安心」ですね……つまり心が安らかです。

「平安な死」というのは、宗教家との協力関係が成立した時によく言われることですが、この「平安」というのは魂の平安だと思います。心の安心と魂の平安っていうのは、方向性が違います。心に来る安心っていうのはみんな横から来ます。お金があるから安心、いい家族があるから安心、友達がたくさんいるから安心、みんな横から来ます。横から来るものってすべてあてにならない。お金は使ったらなくなりますし、友達は裏切りますし、家族は先に死ぬかもわかりません。「平安」は魂に来るので、神であったり、仏であったり、絶対的な超自然的な力であったり、お1人おひとり違うと思います。とにかく上から来る。それは心を通り越してある意味で魂に来る。それが「平安」ではないかなと思っています。

死の臨床の原点は、やはり「死を否定せずに、避けることができない現実として捉える」、それから「患者や家族の苦痛を全人的に捉える」、「全人的苦痛の緩和のために、しっかりとしたチームを組んでアプローチする」。この3つではなかろうかと思っています。

これからの死の臨床研究会が目指すべき2つのこととして、この前、淀川キリスト教病院の病棟の会で話をしました。死を「万人に訪れる人生における自然の出来事として捉える」ということです。それから、「死にゆく患者と家族を全人的に支える」ということ。これが目指すべきことではなかろうかと思います。

スピリチュアルペインとは

スピリチュアルケアのことについて少しお話をしたいと思います。スピリチュアルケアということをきちっとまとめたのはドクター・ソンダースという人です。セント・クリストファー・ホスピスを設立し、もう亡くなりましたが、世界のホスピスの母と呼ばれています。もう少しでノーベル平和賞を貰えるところまでいったんですが、残念ながら実現しませんでした。

彼女は「トータルペイン」という非常に大切な概念をまとめてくれました。「全人的な痛み」を「トータルペイン」と言います。人がだんだん弱って、特にがんの末期の場合を想定しているんですが、いろいろな苦痛を感じる。その苦痛というのが身体的な苦痛だけではなくて、精神的な苦痛、社会的な苦痛、そして霊的な苦痛、これはスピリチュアルペインと呼ばれる部分です。この4つの分野で痛みを感じるのが人間で、それを私たちはケアしていく必要があるというのが彼女の主張です。

これを私なりにちょっとわかりやすくすると、人間の存在様式、私たちは身体を持った存在で、精神、心理的なところを持っていますし、社会的なところを持っている。そのコアの部分にスピリチュアリティというか、これは魂の部分と言えば一番わかりやすいと思いますが、こういう構造を持っているのではないか、と。これは証明のしようがないんですから、私はこういうふうに現在思っているということです。年が経つにつれてまたこの思いが変わるかもわかりません。

このスピリチュアリティという魂の部分は、元気な時はあまり影響を受けませんが、身体、心、社会的な面から障害が出てくると、影響を受けます。風邪や少々の鬱っぽさ、小さな社会的な問題では魂の部分までは来ません。大変なことが起こると、いっぺんに魂が揺さぶられます。「がんを宣告された」「子どもが自殺した」「リストラにあって会社を辞めさせられ、ホームレスになった」……スピリチュアリティというのは、何か大変なことが起こった時に覚醒をするという性質があります。

窪寺俊之先生は「スピリチュアリティ覚醒」という表現をされています。「死に直面すると、患者は平常時よりも敏感になり、感覚的になる。そして、不安、恐怖、いらだち、孤独感、無力感などが増大する。また、健康な時には無視してきた超自然的な出来事にも敏感になる。また、生きる意味や目的などへの関心が敏感になる。このような傾向が超自然的な事柄や超自然的存在への関心を深めさせ、スピリチュアリティ覚醒の動因になる」ということを書いておられます。

自分が死を自覚した時に、普段であればそれほど痛まなかった魂の部分が痛んで、それによって時には神の存在といったものに目覚める。祈る心が自然に出てくる体験をするということです。

スピリチュアルペインへの現実的な対応例

最後に、スピリチュアルペインへの現実的な対応……どんなことをしたら、どうなったかというお話をします。

魂の痛みというのは大変です。52歳の肝臓がんの男性患者でしたが、以前は上場企業の企画部長をしておられた方です。痛みと全身倦怠感のためにホスピスへ入院して来られました。モルヒネとステロイドでそれらは軽減しました。この人は、身体の問題で入院をしてこられましたが、その後ちょっと鬱状態になって、非常な不安とかイライラが出て心の問題に発展しました。それも抗うつ剤と、カウンセリング、その他で治まった。

この人の一番大切な、大変な問題は、スピリチュアルなペインでした。最も辛かったことは2人の娘さんが見舞いに来ないことなんです。大学1年生の娘さんと高校2年生の娘さんがいましたが、父親の旅立ちがもうすぐだということがはっきりわかっているにもかかわらず見舞いにさえ来ないいんです。

この方は今までの自分の人生、生き方を猛反省された。すごいエリート社員で、きわめて忙しい仕事をしていて、どんどん良い地位を得た。だから社会的には非常に成功した人なんです。ところが、家庭を顧みなかったツケみたいなものがあって、娘との間に「ちょっと溝があるな」ということは感じておられたんです。父親が死を迎えつつあるにもかかわらず、見舞いにさえ来ないところまで来ている。溝というよりも、反逆心的なものを感じたんです。

それが「ものすごく痛い」。これは魂の痛みです。自分の今までの人生観が全部覆るような痛みです。それで、何とか娘に謝って死にたいと強く思われた。「何とか謝りたい」「謝罪したい」と。

ご本人と奥様の許可を得て撮った写真のお顔を見ると、もう心の痛みをやっぱり通り越しているという感じが私はしてしかたがないんです。魂の痛みです。奥さんもそうです。それで、なんとか役に立てないかと思って一つの提案をしました。

「うまくいくかどうかわかりませんけど、私、娘さんに手紙を書いていいですか。とにかく、一度でもいいからお見舞いに来てほしいという手紙を書いていいですか」と。

「先生お忙しいのに悪いですけど、それじゃあそうしてください」と許可を得られたので、「あと1カ月か、1カ月半ぐらいでお父さんは旅立たれる。今までのことを反省して、あなた方2人にどうしても謝って死にたいという気持ちが非常に強い。一度だけでいいから、お見舞いに来てあげてください」と、そこまで書いて、「主治医の私に免じて来てください」

というところにかなり太い赤線を引きました。

この赤線が効いたのかどうかわかりませんが、２人が来てくださったんですね。で、この患者さんは病室の床に額をこすりつけるようにして、「お父さん、悪かった。許してほしい」と本当に真摯に謝ったんです。「真摯に謝る」というのは、もう全身から謝る心が沸き立つわけです。演技ではない。

娘さんにそれが通じたんです。「お父さん、わかった。もういい」って。和解が成立しました。みんなこううまくはいかないんですが……。幸い和解が成立して、その後、二度ほどご家族で近くのホテルのレストランで食事をすることもできました。そして、ちょうど１カ月後に魂の平安を経て旅立たれました。

身体の症状のコントロール、これはかなりできるようになりました。それから心のケアも、かなりうまくできるようになりました。ソーシャルワーカーの働きなどかで社会的な痛みのケアもかなり上手くいくようになりました。しかし、スピリチュアルペイン、魂の痛みに関しては、どうしても医学を超えた宗教的なこととのコラボというか、協力というか……医療関係者と宗教者が本当にきちっとした協力関係を築いて、患者さんにアプローチをするということがとても大切になると思います。

今日のこの医療フォーラムの「死を人生の最高の山脈にするために」というタイトルはすごくいいいと思います。副題の「手を結ぼう、医療者と宗教者」……これもなかなかいいですね。第11回、高野山フォーラムの最終にふさわしい、良い題をつけていただいたなと思っています。ご清聴ありがとうございました。

6

誰もが苦悩、苦痛から解放されるために

──医療の最先端事業で社会に貢献

永田　良一

密教の「大欲、絶対の欲望は本来清浄であり、絶対の安楽にして豊かである」の大欲は、夢の実現に通じる。夢のために戦略を考え、夢の実現のために目標をさだめることが大切である。大欲に生きるということは、自分の欲を否定しないで、多くの複数の視点でその欲をバランス良くコントロールし、社会に貢献することである。苦楽は表裏一体なので、小さいことでも楽しく取り組むと自己成長の中に幸せが得られる。他人と自分を比較することなく今の生活を精一杯生きることが幸せにつながる。

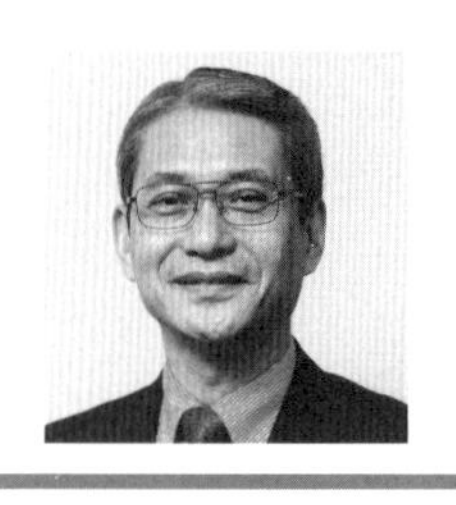

株式会社新日本科学代表取締役会長兼社長、学校法人ヴェリタス学園理事長、メディポリス国際陽子線治療センター理事長。1958年鹿児島市生まれ。聖マリアンナ医科大学卒業（医師）、鹿児島大学大学院医学研究科修了（医学博士）、高野山大学大学院文学研究科修了（密教学修士）。高野山学園評議員、聖マリアンナ医科大学理事、順天堂理事、日中医学協会理事、日本予防医学会理事など。紺綬褒章、女性が輝く先進企業表彰「内閣総理大臣表彰」、厚生労働大臣優良賞「均等・両立推進企業部門」など受賞。著書『心を洗う断捨離と空海』（かざひの文庫）、『「がん」を切らずに治す陽子線治療「乳がん治療」の新たな挑戦』（PHP研究所）など。

大欲と夢の実現のための実践

密教という考え方といいますか、宗教を組織運営にどう取り入れたら良いか、これは私にとりまして人生の課題です。今日はそのようなことに関して、いくつかの経験談をお話したいと思います。

主に、「大欲」という密教の言葉と関連して、企業経営における密教の実践についてと、それから『メディポリス指宿』構想についてお話しします。そして折に触れて、このフォーラムの創設背景や、地熱発電そして国全体が密教で統治されている国、ブータン王国という国のお話などをしたいと思います。

私が大欲という言葉を初めて聞いたのが、最福寺法主の池口惠觀先生からで、20数年前になります。お坊さんなのに欲を持てとおっしゃるのです。普通、欲を捨てなさいというのはよく聞くのですけれども、欲を持ちなさいとおっしゃるのです。しかも大欲を持て、大きな欲を持てと。そんな大きな欲など普通の人間には持てないと思っていました。ところが、密教には理趣経というお経がありまして、そのなかの「大欲得清浄　大安楽富饒」から来ているのです。現代語訳にしますと、「大欲、絶対の欲望は本来清浄であり、絶対の安楽にして豊かとなる」ということなのです。よくわからないままに何年か経ちましたが、大欲というのはなかなか難しい。考えても簡単に持てるものではない。それでも池口先生が８８００万の欲を持てというのです。さて、８８００万の欲を持つにはどうしたら良いのか。

あるときに気づきました。自分から少し距離を置いてみる。自分だけでなくて、自分の家族、親や兄弟という視点も考える。その人たちの欲を考えれば、ちょっと増える。ならば、親戚、友達のことも考えてやろう。あるいは自分が所属している大学とか会社とか、もっと大きな日本、究極は全人類も入れて考えれば８８００万は持てると思いました。ですから大欲とは、自分の欲を出発点にして、広く自分を取り巻く周囲の視点で物事を考え、実践することだとわかったのです。ゆえに大きな欲になればなるほど、無欲に通じることに気づきました。

私は実社会に生きていますので、実社会でこの大欲をどういうふうにとらえたら良いのか。それは、夢の実現です。何か社会に役立つ大きな夢を持って、それを実現していくことによって大欲に通じるのではないかと思っています。そのためには、燃えるような願望、願い、これを持つことが必要だと思います。欲を持つとモチベーションが上がって行動が出来るのです。何かしなければいけない、した方が良いだろうなと思っても、なかなかうまくいきません。しかし、本当にしたいと思う気持ちが強ければ行動になると思います。それが行動の源泉になるのです。私は企業家でもありますので、夢のために戦略を考え、夢の具現化のために目標をきちんとつくります。これが戦術です。

まず1番目に考えたのは、自分の会社を国際的な一流企業にしたい。初めは従業員が30人くらいの小さな会社で、何から何まで全部自分でやらなければいけませんでした。しかも鹿児島の山の中にありました。それでも、一流企業にしたいと思いました。14年前に私は会社のトップになって、それからいろいろやりました。やっているうちにどんどん会社が大きくなった。そのうち和歌山、東京、アメリカにも事業所や研究施設をつくりました。中国やインドにも子会社があり、どんどん大きくなっています。そして東証の一部に上場しました。鹿児島では、東証には鹿児島銀行と当社の2社しか上場していないのです。

次の夢は、アメリカに研究所を持つことでした。ちょうど10年になります。アメリカに進出するときに大きな資金が必要でした。都銀は貸してくれませんでした。アメリカなどに日本の田舎から出て行って、失敗したらどうするのですかと言われたのです。私には夢があり、その夢をどうしても実現したかったのです。そうしたら地元の銀行が、鹿児島から世界に出て行った企業は前代未聞だ、資金を貸してあげるというのです。すごいお金がかかりますよ。いや、構わない、やれといわれてやりました。

日本の技術は世界に誇れるものです。技術立国にならないと、日本は生き残れません。そういう技術を持ってアメリカに行ったら、これが受けたのです。たくさんお客さんが来て、仕事がこなしきれない。それで何度も増築・増資を重ねてこんなに大きくなりました。本当に大変でした。しかし、強い願望があったのでやり切れたのです。当時、アメリカ進出のために91億円借金をしました。

アメリカに行くと優秀な人材がたくさんいます。大学も日本と比べて大きいし、設備が整っています。こういうところと提携したいというのが、私の次の夢でした。合衆国で一番歴史のある州立大学が、ワシントンＤＣにあるメリーランド州立大学です。世界で最先端の医療をやっています。ここの学長とたまたまご縁があって、彼が一緒に会社をつくろうというのです。国立大学と株式会社が合弁会社をつくるというのは日本でもあり得ないことだと思いました。アメリカでも民間企業と州立大学が合併会社をつくることはあり得ないのです。そんなこと、出来るのかと言ったら、出来ると言う。知事と議長と市長と学長で、たった３カ月で法律を変えて、特別法案を出して通してしまったのです。アメリカで臨床事業を営む会社は２００６年に開業できました。これでまた１つ夢が叶ったことになります。

でも、やはりアメリカだったらハーバード大学です。ハーバードと一緒にやりたいなと思っていたら、そこの教授と非常に親しくなり、ハーバード大学と合弁会社をつくろうという話になりました。ハーバード大学は、アメリカでいちばん古い大学で長い歴史があります。長い歴史の中で外国の民間企業と合併事業を立ち上げることがあったのですかと聞くと、ないと言う。でも、やるぞ、やれるよと言う。向こうも良いし、こっちも良いからそうなったのです。先ほど自殺の患者さんのお話がありました。うつ病は自殺につながります。でも、うつ病の薬というのは進歩していて、効果があります。ただし、効果が出るまでに時間がかかり、その間に患者さんが自殺することが多いのです。それで、なんとかこの薬を早く効かせることは出来ないのか、ということで今研究をしています。もう少しで、それは完成します。

それから、私と同じ歳で、非常に仲が良いハーバード大学のバーダイン教授は、前任者がノーベル賞、その前の教授もノーベル賞を受賞し、32歳で主任教授になった優秀な人です。彼は『Nature』という雑誌に多くの研究成果を発表しています。彼と合弁会社をつくりました。まったく新しいタイプの核酸医薬を開発しています。和田先生という東大の先生が、優秀な特許を取っておられます。この2つを一緒にして、まったく新しい次世代のDNAという遺伝子に直接作用する薬を開発しています。

そうこうしているうちに、自分の会社でも新薬をつくりたいという思いが強まってきました。注射は結構大変ではないですか。患者さんが病院に行って注射してもらうのも大変ですし、自己注射というのもありますけども、患者さんにとっても医療従事者にとっても大変なことです。それを鼻からシュッと噴いて、鼻の粘膜から薬を吸収させるシステムを開発して特許を取りました。これを使うと、いろいろな薬剤を鼻から吸収することが出来るのです。

たとえば、がんの患者さんが抗がん剤治療を受けると、ものすごく気分が悪くなるのです。その気分の悪さを止める薬がいくつかあります。よく使われているは注射剤と経口剤です。しかし、吐いている患者さんが経口剤を飲むのは大変です。そこで鼻から入れようということで開発しました。アメリカで臨床試験をしたところ9割の患者さんに効果があり、96・6%の患者さんが満足している。これは画期的な数値なのです。それから偏頭痛の薬の開発も始めました。普通、効くまでに30分から1時間かかる。これをなんとかすぐに効かせることは出来ないかということを考えました。私が開発したものは注射よりも早く効き、しかも非常に吸収性が高いので、すぐ効果が出ます。これは今から臨床試験に入っていきます。

さらに、ワクチンを注射でなく、鼻に粉体を噴いて投与する方法も開発しました。注射でのワクチン投与では、感染した症状が強く出ないようにするのが基本なのです。鼻から入れると免疫の出来るシステムがまったく違って、ウィルス感染が起こらないように働きます。だから多少、ウィルスが変異しても効果があるのです。注射の場合はウィルスが変わるともう効かなくなります。また、ワクチンを粉体にしますので冷蔵庫がいらないし、輸送と配布が非常に早く、しかも大量生産が出来ます。

苦楽は表裏一体、目標を持つ

私は、大欲に生きるということは、自分の欲を否定しないで、私やあなたや、複数の多くの視点で、バランス良くその欲をコントロールして、社会に貢献することだと考えています。ただ、この欲をコントロールするのが難しいのです。密教では三密、身・口・意というのがあります。行動・言葉・心というように考えたら良いと思います。これが非常に重要で、特に行動力を養う必要があるのです。高い志を持っていても、実践しなければ夢は実現しません。だから行動力を養うためには心を鍛錬する必要が出てきます。心を鍛錬するには苦難を伴います。そして苦難は知恵の試練と考えるのです。

楽という字は、苦しんでいる病人の傍らで、祈祷師が両手に祈祷具を持って病人の回復を祈っている象形文字でした。ということは、もともと苦しんでいる人がいて、苦しんでいる人から苦を取るのが楽。苦楽は表裏一体なのです。苦楽は、それぞれ独立した事象ではなく、苦の後にこそ楽が見出せる。若い人たちが、卒業したら楽しい仕事に就きたいなと言います。しかし、私ははっきり言います。楽しい仕事などこの世の中にはないよ。しかし、どんな大変な仕事でも仕事は楽しくやれる、と。表現は似ているのですけども意味は違います。楽しい仕事はないけれども、仕事は楽しくやれる。苦楽が表裏一体だということに気づけばわかるでしょう。実際には目標というものをしっかり持って、それを達成していくと小さな目標でも楽しくなります。今日はここまでやる、出来たなと自分で自分を褒めるのです。そうやっている最中に、自然に心が鍛錬されていくわけです。小さな成果の積み重ねでも、実態として行動力が少しずつ養われていき、そして自分が成長していきます。その自己成長の中に絶対的な幸せがあると考えています。

他人と比べて、同期なのにあいつは俺より給料が3万円高い、そんなことばかり考えていたら嫌でしょう。給料が上がっても、3カ月もすると当たり前になってきます。そのうちに足りなくなってきます。じゃあ、もう少し高いところに会社を移ろうと。たまたま良いところがあってそっちに移る。やることが同じで給料が高い。でも、入って数カ月経つとまた当たり前になる。そういう相対的なものを目指して、いくらがんばっても、満足するものではありません。確かに相対的な世の中でわれわれは生きています。しかし、相対的幸せを目標とか目的にしてしまうと苦しくなります。それが得られないための四苦八苦。得るものが得られない苦しみというのが、四苦八苦の一つ、求不得苦です。

ここで、この高野山医療フォーラムのことについてお話しします。医療にいまＩＴ機器がどんどん入ってきています。病院に行きますと医師はパソコンの画面を見ながら患者さんに話をしています。それが終わったら、看護師さんが血圧を測ってくれて、結局、医師とは一度も目を合わせないで帰って行くという現実があります。医師が忙しいのはよくわかります。しかしお互いに人として尊敬し合い、理解し合って、体と心の両面から癒す医療を私は目指したい。それがこの高野山医療フォーラムの創設の背景で、個人的には、大欲実現の一つの口実というふうに考えています。実態として苦悩、苦痛からの解放という方へ進めたいのです。

私は個人的にこの高野山フォーラムを支援しています。おかげ様で毎回１０００人以上の方に来ていただいて、本当に有名な先生方に、今日もたくさんお話していただきました。この5年間で世間の目が変わってきているような感じがします。スピリチュアルな面にどんどん人が向いていくような、そういう風が吹いてきたのではないか、と感じています。これからもまた5年間続けますので、10年後にはもっと変わってくるのではないかと期待しているのです。

他人の幸せの中に自分の幸せを感じるとき

　ところで今、『メディポリス指宿』構想を進めています。公共機関がつくって無駄な〝箱物〟だと批判されたグリーンピアという保養施設が全国に13カ所ありました。その１つを私は買いました。東京ドーム77個分の広さで、１０３万坪あり、近くには錦江湾、大隅半島、池田湖、うなぎ池があります。非常にきれいなところです。鹿児島県の最南端の指宿市にあります。ここには、立派な建物があります。経緯を見ますと、１９８５年に２３０億円をかけて造ったのです。２００１年、開業16年後に廃止が決定しました。しかし県と市は引き受けず、入札したけど誰も買う人がいない。市長が、さあ困った、どうにか買ってほしいと言うので私が買いました。もともと公のお金で造ったものですので、何とか皆さんの役に立つようなことをやりたいと思い、財団をつくり、そこにがんセンターをつくろうと考えたのです。

　このがんセンターをつくるにあたっては、小学校6年のときの思いがあります。「夢」という題の作文で、将来は医師になってがんを治したいというふうに書いていたのです。ところが私が医大生だったころの30年前の医学では、がんになったらお終いとされていました。がんは治らないと知ったのです。それで臨床医としてがんを治療するという方向には行きませんでした。でも粒子線という装置があれば、がんは治るということを5年前に知りました。そこで、このメディポリス指宿では最先端のがん治療の粒子線を導入し、そして心のケアもしていくという大きな構想がわいてきたのです。一般人も健康増進的に手軽に訪れることが出来る施設を目指しました。

しかし、がん粒子線治療研究センターの建設には１００億円以上が必要で、改装費がこの他に40億円くらいかかることがわかりました。さあ、迷いました。母親から「良一、おまえはこれまでに１００億円の借金をして、それが上場してようやくなって一段落した。また借金してどうするの」と言われました。そう言われると、確かにそうだよなと思います。会社の役員は「とんでもない」と、上場会社では出来ませんよと言う。当然ですよね。周りの人もみんな反対をしました。迷いました。４月21日、この日に県の医師会館でやるかやらないかを公表しなければいけない。今なら引き返せるという期限が、この日の前夜だったのです。悩んで眠れませんでした。眠れずに、どうしようかどうしようかと思っているうちに、明け方に夢を見たのです。

すごく不思議な夢。見たことのないような夢だったのです。夢の中で、言葉でなくて感覚で出てきたのです。それが、あなたが死んだって心配はいらないよと言うのです。私が死んでも不二ですから、他にいっぱい、いろいろな人が出て来て、そういう人たちが遺志を引き継ぐから大丈夫だよと。「不二」というのは自分と他人が一緒だという意味です。だから恐れることは何もないのだよという感覚になりました。私が粒子線治療施設をつくってしまえば、何万人という人の命が助かる。１００億円のお金で迷うことはないのだと思って、まったく迷いが消えてしまいました。

そして、医師会館で話をしました。話が終わって壇を下りながら、私は称賛されると期待しました。しかし、逆でした。そんな大きなことが鹿児島で出来るわけがないでしょうと、真っ先にバッサリ切られました。2～3年経ってからは、まだやっているの、もう諦めたらと、言われました。でも夢を実現することが私の生き様です。そしてついに工事に入りました。そしたらみなさんが「本気でやるんだ」「お金どうするの」と言って来ました。私の決心は決まっていたのですけれども、お金が決まっていなかったのです。

そうしているうちに、たくさんの方が助けてくれました。いろいろな人との出会いがあったのです。おもしろいなと思ったのは、会うべき人に会えることです。これは縁ですよね。不思議な力で結ばれている。ぼくは自我の存在を独立したものとはとらえないで、私があなたですよ、あなたが私なのですよ、と考えてビジネスをやっています。そうすると、お互いの心が通じ合うのです。お互いにビジネスの場で利益の取り合いになるのですけれど、でもお互いに平等だよねという考え方を示すと、相手も同じように示してくれるのです。そうするとお互いに執着心が小さくなり、非常に話がうまくいくのです。

今まで私はいろいろ事業をやってきました。失敗したこともいくつもありました。成功した事例の多くはこういう考え方でやったものだと思えます。

生命の水。生まれたときに一握りの命の水を与えられて、死ぬときには大生命体の源泉にそれをお返しする。こういう考え方ができます。私はこの生命の水というのは遺伝子、われわれの体の中に含まれている遺伝子、たとえばコンピューターのプログラムのようなものではないかと思うのです。そのプログラムはみんなが共有していて、みんなで同じものを使っている。そういう遺伝子のプログラム自身が命の水ではないか。だから、何回も繰り返して使う。かつて誰かの命の水の一部だったものを、今度は、自分が使うことになる。自分の中にもいろいろな人の命の水が、遺伝子が入っている。プログラムが入っているのです。そういうふうに考えるようになったのです。

「不二」というのは、そう考えると、自他の区別がなくなり、自分と異なるものは存在しないことなのだということに気がつくのです。そうするとお互いに争うことがなくなります。医療は金儲けと思われているかもしれない。しかし、お金だけを求めてもうまくいかないのです。われわれがやる仕事が社会に受け入れられて、多くの人がそれに価値観を見出してくれるから利益がついてくるのです。社会に貢献できて初めて利益が入ってくるのです。医療も社会に貢献して初めて成長できると思います。

こういう考え方が「不二」なのです。お互い尊敬し合って助け合い、他人の幸せの中に自分の幸せを感じることで、自分の存在価値がわかるようになるのではないかなと思います。迷うというのは自分の本来の姿を見失っているような状態です。目の前のいろいろな現象や、いろいろな人の意見に惑わされて本質に気づいていないのです。

さまざまな出会いがあったと言いました。たくさんの方々から自分のことのようにこのプロジェクトを、今支援していただいております。資金もあれよあれよという間に、あちこちから集まりました。銀行も九州各県の地銀でシンジケートをつくり、九州にはこういうがんセンターがないのだから、ぜひつくろうと一致団結してくれました。みなさん、ものすごく意気が高いのです。患者さんも、きっと喜んでくれると思っております。

メディポリス指宿の4つの柱

今回のプロジェクトの戦略として4つの柱をつくりました。1つはがんの技術・研究開発です。もう1つは、帯津良一先生の言われる統合医療です。それからこの医療フォーラムとも関係する心のケアです。坐禅断食や瞑想など。

それから新しい研究もしたいということで、切らずに乳がんを治す研究、これを実現したいと思っています。乳がんを陽子線で治療します。陽子線はX線と同じ放射線なのですが、波と粒との違いがあります。X線というのは光の波です。陽子線というのは粒子です。水素の原子核が陽子です。X線と違って、陽子線は、がんのところだけにエネルギーを持っていくことが出来る。それが特徴なのです。最先端の装置です。陽子線だと確実にがんを退治することが出来ます。X線の場合はその効果が弱いのです。

指宿の施設では治療装置となる「ガントリー」を3つ持っています。たぶん3つあるのは、日本でうちだけだと思います。この装置は秒速20万キロメートル、ほぼ光速に陽子線(プロトン)を加速します。装置は、2万個の部品からなっている大規模な装置です。患者さんはこのガントリーの中に入ります。ガントリーが360度回ってがんをやっつけるのです。CTやMRIでがんの位置を正確に特定してから治療を開始します。誤差1ミリくらいの精度で治療します。治療は大体数分の照射で、痛くも熱くもなんともない。治療室に入って準備していただくのに5分、治療に5分、出ていくのに5分くらいで、全部で15分か20分です。1日100名の患者さんの治療ができます。

たとえば前立腺の治療は、非常に良い成績が出ています。PSAの値で、陽子線治療と普通のX線と手術をした場合を比べてみます。PSAは、たとえば4以下だと、手術は92%、陽子線だと100%です。92%は結構高いと思うかもしれませんが、100人のうち8人は亡くなるのです。100%の方が良いですよね。テレビでよく紹介される神の手といわれる先生、そういう先生が手術をすると95%だそうです。他の医師では92%。この3%の差というのは何なのですかね。現実は、この3%の差をつけるのはすごく難しい。とはいえ100人の中で3人死ぬと生きるとでは、随分違いますね。神の手を持つ医師の答えは祈ることだそうです。祈るくらい真剣に患者さんと向き合うのだそうです。

肝臓がんが13センチもあって手術ができず、見放されていた患者さんも、陽子線で完全に治癒することが出来ました。肺がん、77歳の患者さんも陽子線できれいに治りました。手術とほぼ同じくらいの成績だと思います。乳がんなど、さまざまな部位のがんを陽子線で治療したいと思っています。陽子線治療は、高齢でも治療の負担が少なくでき、入院した日に退院する日が決まるのです。治療の場所によって違いますけど、大体数回、1、2週間で、長い方でも1カ月程度です。外来でも出来るし、ゴルフでもテニスでも出来ます。手術の代わりの医療です。これが陽子線の特徴です。

既に上棟式を終えました。最近では、批判していた人も「いつ出来るの」「来年くらいかな」「自分ががんになったら真っ先に治療してね」とおっしゃいます。そこまで言われるとうれしいですね。乳がんの治療専用の装置もつくりました。長い道のりでしたけど、6年かかって出来ました。2010年4月3日に完成します。

帯津先生の話にありました統合医療もやりたいと思います。体と心と命を統合して治療する。友達が、おまえは最先端の西洋医学を勉強して、なんでこんな古い医学をやるのかと言います。答えは簡単です。患者さんが受けたいと言えば、どんな治療でもやる。助かるのが一番大事であって、助かりたい患者さんを助けてあげるのがわれわれの役目ではないかということです。出来る医療を何でもすれば良いではないかというと、科学的でないと思うかもしれません。

でも、患者さんにサイエンスは直接必要ないですよね。とにかく助かりたい患者さんのお手伝いをしてあげる。メディポリス指宿は、恵まれた大自然の中にあります。散歩してもすごく気持ちがいいのです。無農薬の野菜をつくって、患者さんに美味しい食材を毎日食べていただく。私は患者さんが自然の中で療養できる環境、入院したいと思う病院をつくりたい。家族も一緒に滞在が出来ます。家族で入れる露天風呂、テニスコートも12面。一般の方も泊まれます。いろいろな学会やシンポジウムなども開催されるようになりました。

地熱発電所についてです。これをなぜやったかというと、がんセンターでは電気が非常にたくさん必要なのです。風力、太陽光などいろいろ考えました。実は日本はすべての消費電力を地熱発電で賄えるほど、地熱発電に適しているのです。地下１５００メートルから蒸気を取り入れて、１００％地下に返す。熱だけを使ってタービンを回す。これだったら環境にも良いと思いました。

しかし、温泉組合の人たちから大反対されました。しかし、それでも私は正しいことをしているという信念がありました。それで戸別訪問をしまして、説明会を25回もやりました。現地にどんどん来てください、見てくださいと説明しました。そして広告を出して公開の質疑応答をして、１つずつ答えたのです。投書にもちゃんと答えました。そうしたら、反対する人がほとんどいなくなりました。ここ25年、日本では新たな地熱発電所は出来ていません。こういった反対があるからです。そして反対している人と喧嘩するから出来ないのです。密教では包摂性という概念があります。みんなを包み込めと言うのです。だから、包み込んだのです。最初は大変でした。結果は、多くが良き理解者になりました。

生かされている自分の成長を見つめる

最後に、ブータン王国の話をして終わりにしたいと思います。ブータン王国は国を密教で統治しているのです。ＧＮＨといって国民総幸福量という概念をつくり、国民の幸福を一番の目標としています。国全体が寺院になっているようです。非常にきれいなところです。８０００メートル級の、エベレスト、ヒマラヤが目の前に見えます。一方で３００メートルの海抜のところもありますから、落差があるのです。それで水力発電をして電気をつくる。でも、すごく貧しい国です。どうして幸せなのだろうか、と思ったくらいです。

この国では、教育と福祉、医療が無料です。西洋の医療も出来るし、漢方も出来る。環境保護の教育も徹底しています。授業は全部英語ですから、みんなバイリンガルなのです。日本は英語教育が遅れていますよね。ブータン王国ではディーゼルエンジンなど、排気ガスを大量に出す車は運転出来ない。プラスティックもダイオキシンが出るから使ってはいけない。タバコも体に害があるから駄目。優秀な人は海外に留学させます。日本への留学生を私は世話しています。そういう関係から非常に仲良くしているのです。国連の常任理事国の選挙で日本を積極的に支持してくれたのがブータンとモンゴル２カ国しかなかったように、日本にとって重要な国なのです。

私は、自分自身が成長することが絶対的な幸せだと思っています。ですから、自己成長の中に絶対的な幸せを見出すことが大切だと思っています。今の自分が昨日の自分より、少しでも成長していれば良いのです。他人と比較する必要はありません。そして明日、運よく目が覚めたら感謝する。実際に私は夜、目が覚めるといつもどこにいるかわかりません。毎月の海外出張で連日のように移動していて、同じところに3日いることがない生活です。明日もし目が覚めたら、明日も頑張ろう。生かされている今の生活を、精一杯生きることがお大師様の教えだと思います。

最近、私は講演をする機会が多くなりました。話をした後、元気が出ましたといって握手を求めてくださる人がいます。同時に「社長、あまり頑張り過ぎないようにしてくださ い」「体、大切にしてください」という方も結構いらっしゃいます。ほとんど休まないのですけれども、好きな仕事をしていれば毎日、日曜日みたいなものです。今日が何曜日か考えることもあまりないです。けれども私は毎日、楽しく生きていますし、自分が成長しているところに絶対的な幸せを見出しています。

7

死生学や臨床現場への関心が高まる理由

島薗　進

死生学が近年注目されるようになった背景には、死にゆく人のケアに医療現場が対応できていないこと、生命科学の発達で、私たちが生きることの意味を改めて考える必要が出てきたことなど、複数の理由がある。死の臨床の場面で、日本ではこれまで宗教の力が十分生かされてこなかった。しかし、東日本大震災を機に、不合理で不条理な死をケアしうる宗教への期待は高まっている。

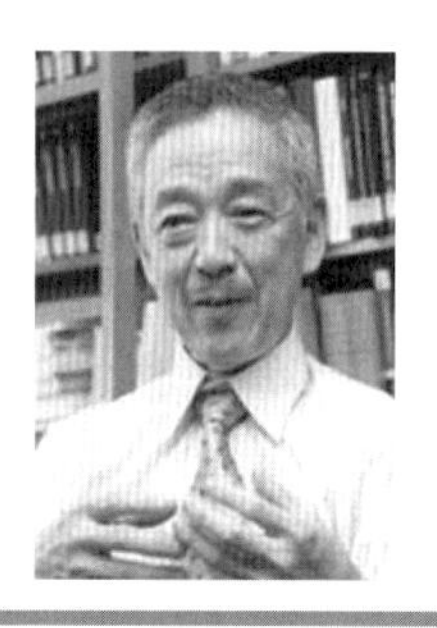

上智大学グリーフケア客員所員、NPO東京自由大学学長。1948年東京生まれ。1972年東京大学文学部宗教学・宗教史学科卒業。1974年同大学院人文科学研究科修士課程修了。1977年同博士課程単位取得退学、筑波大学哲学思想学系研究員（文部技官）。1981年東京外国語大学外国語学部日本語学科助手、同専任講師、助教授。1984年カリフォルニア大学バークレー校留学。1987年東京大学文学部宗教学・宗教史学科助教授。1994年同教授。1995年同大学大学院人文社会系研究科教授。1996年シカゴ大学宗教学部客員教授。1997年フランス社会科学高等研究員招聘教授。2000年テュービンゲン大学日本文化研究所客員教授。2013年東京大学を定年退職、同名誉教授。上智大学神学部特任教授、グリーフケア研究所所長。東日本大震災後に設立された宗教者災害支援連絡会の代表。著書に、『スピリチュアリティの興隆』（岩波書店）、『精神世界のゆくえ』（秋山書店）、『宗教学の名著30』（筑摩書房）、『国家神道と日本人』（岩波新書）、『こころをよむ　物語のなかの宗教』（NHK出版）など多数。

宗教、医療、ケアが同じ場で話し合われる時代

死生学がどうして今、大事になっているのか。今日、ここにもこれだけの方がおいでになります。今日は仏教のほうから、また医師の方がお話しになっています。宗教と医療、ケアが同じ場で話し合われるということが、今の時代の特徴ではないかと思います。

実は、私自身がそういうことにかかわるのは、自然だと思っています。というのは、私は大学に入ったときは医学部に行くつもりでいました。それが大学に入って1年くらいして、悩みまして、2年生のときに思い切って文学部に変わりました。私の父は医師で、父の父も医師です。また、母の父も医師。そんな環境で、母は特に、医師じゃないと人間じゃない、というぐらいに医学に敬意をもっている人でした。ですから、文学部に変わるときは、親に黙って勝手に変えた。しばらくしてから言ったのですが、その後しばらく母と話ができなかったのです。

細谷亮太さんとは同時代の人間です。要するに学園紛争の時代で、東大の場合は医学部闘争が大いに燃えまして、医学部の先生というのがあまり尊敬されないといいますか、横暴で怖いな、と思った時代です。本当に、これで人間を大切にする医療なんだろうか、と。

今日、小澤竹俊さんや細谷さんのお話を聞いて、ああ、こういう医療こそ本当の医療だなという気がしました。そういう雰囲気が、大学の医学部にもあったらいいなと思うのですが、恐らくそれは難しいんじゃないだろうかとも思います。とにかく大学の医学部の先生たちは、よい論文を書いて少しでも得点を上げ、業績を高めることに追われているんですね。それは非常に残念なことですが、そういうなかでなんとか、大学は人間が人間らしく生きるための学びの場所であってほしいと思います。そういう知のあり方を求めていくために、この高野山医療フォーラムはあると思うのですね。

私は、そういう問題に自分なりに気がついたといいますか。私は当時、伯父の家に下宿をしていました。つまり父の兄なのですが、その人がまた東大医学部長だった人なのです。そういう環境のなかで、反抗しながら考えたのです。

死にゆく人のケアに対応できていない、現代の医療

死生学が近年、注目されるようになってきたのには4つの理由があります。

まず、ひとつ目です。医療はますます生物学として発展し、とにかく科学研究を精緻化して、少しでも治療成績を上げることに力が注がれています。その一方で、やはりこれで

いいんだろうか、ということを思わざるをえない。それがとりわけ、死にゆく人のケアというところで気がつかれるようになった。

病院は病気を治すところですが、それだけではない。つまり病院は、苦しむ人、病む人、喪失に直面している人がいかによく生きていくか、その在り方をいかに受け入れながら自分らしく生きていくか、それを助ける場でもあるはずですね。ですから、これは死にゆく人のケアだけの話ではありません。あらゆる患者さんに対してそういう支援ができたらいいわけなのですが、そうならない。

そのことが一番はっきり出るのは、治療ということではなく、治療よりももっと大事なことがあるということが非常にはっきりしている、がん患者などのいわゆるホスピスケアにおいてですね。こういうことが1960年代くらいから欧米でも自覚されるようになり、死生学（デス・スタディーズ）が広がってきたという経緯があります。

科学文明が人間の希望であった時代の終焉

2つ目は、精神史的な流れからみると、科学文明が人間の希望であった時代は終わっていくのではないかということです。日本は戦争に負けた。科学が足りなかったんだ、と天皇陛下も言われたという。私が子どもの頃は、アメリカの文物がいかにも輝いて見えました。ああ、こういうふうに自分たちはなっていくのかと思った時代でした。

しかし、1970年頃になると、そのアメリカで、大都市の精神的荒廃が注目されるようになります。ドラッグで荒れていく若者たち。暴力や貧困の問題、そして、資源・環境問題が起こってくる。日本でも1973年にはオイルショックがありました。あのとき、トイレットペーパーもなくなりましたね。科学文明の進歩によって、より豊かになっていくと思ったけれど、一方でそれは資源をむだ遣いし、環境を壊すことでもありました。私たちが生きてきた基盤を掘り崩していく、それが科学の名において行われたのです。

どこかでこれは変えなきゃならない。そこで、持続可能性、環境倫理といったことが大きな問題になってきました。これまでのように、前へ前へ、より良いものへ、さらにより良いものへとしゃにむに進んでいくことでいいのだろうか。そういうことが問われるようになったと思います。進歩主義的な歴史観、つまり前へ進むということで大事なものを失っている。特に、精神文化を失っているのではないか、という考え方です。これは、一面として、宗教に帰っていくということにもなるわけですね。

私はそういうことで宗教学へ行ったのですが、現代文明の足りないものをもう一回学び直す必要があると感じた若者が当時もいました。1970年代は、宗教のほうへ少し人の気持ちが向かっていった時代とも言えるかと思います。

生命科学の発達が改めて問う、生きる意味

とはいうものの、私たちの生活はますます、医療あるいは生命科学といったものに囲まれていきつつあります。それが3つ目の理由です。最近の新聞を見ると、医療関係のニュースがない日のほうが少ない。ＳＴＡＰ細胞とか、子宮頸がんのワクチンとか。あるいは、35歳を過ぎて子どもを産むと、ダウン症の子が生まれる可能性が高まるという。しかし、最近では非常に安全な方法で出生前診断が可能になった。そうすると、今度は自分で子どもを産むか産まないかを決めなくてはならないということが起こってくる。人の生き方のなかに、医療に関係するテーマが次々に入ってきます。

生命科学は産業的にも、大きなお金になるんですね。ノーベル賞をとられたｉＰＳ細胞の山中伸弥先生の発見は本当にすばらしいのですが、それとは別になぜ注目されるかというと、これで特許を取ると、日本はその分野の産業において世界の先端を行くことができる。それでお金も入ってきて、そういう研究には研究費がドンとつく。そういった状況があります。ですから、お金で動く世界に生命や医療があり、それらが大きな位置を占めて

くるようになる。健康への関心がどんどん高まって、そこにお金が投じられるということもあります。

そうすると、今までの生き方と違うものがたくさん入ってきてしまい、私たちは生きることの意味をもう一回問い直さなければならなくなります。

様変わりしつつある、過去から続く大切なもの

これらの新しい問題が次々に起こってきて、そのなかでわれわれは、大事なものが欠けているのではないかと感じる。ならば、以前に戻っていこう。しかし、その戻っていくところにあるはずの大事なものも変わってしまっている、ということがあります。自分たちの間尺に合わなくなっているのです。これが4つ目です。

最近は、お墓がずいぶん様変わりしています。樹木葬も広まっています。お墓も、本当にいつまでそういうものを人はもつことになるのか、わかりません。私の妻なども、私の家のお墓に入ってくれるかどうか、非常に危うい。たとえ妻が入ってくれたとしても、今度は子どもが墓の世話してくれるのか。というふうになりますと、今までのようなお墓の文化は本当に保たれるのだろうかと思います。お葬式もどんどん様変わりして、ますます

簡略化されています。

今日も悲しいお話、死にまつわるいろいろなお話をうかがいましたが、人の心を慰める働きを持っていた宗教は、それを続けることができるのでしょうか。昔は、「死んだら天国へ行くのよ」とか、「極楽浄土に往生します」とか、「成仏できます」というと、自然とイメージが湧きました。しかし、これからはどうなのでしょうか。もう1回、これをなんとか私たちのものとして取り返さなければならない、ということが起こっているのだと思います。

死生学、ホスピス運動、グリーフケアの源流

このような変化があり、死生学ということが唱えられ、あるいは今日のような場が設けられて、医療とケアと宗教が、もう1回顔を合わせるようになりました。

私は東京大学で宗教学を教え、最後の10年くらいは死生学に取り組みました。今は上智大学でグリーフケア研究所の仕事をしています。市民の方、大事な人を失って心の痛みを持っている方に、それとどう向き合うかを大学で考える時代になってきています。こういう流れを遡ってみると、１９６０年代にイギリスで起きた活動が発端となっています。シ

シリー・ソンダースという、看護師さんでソーシャルワーカーでもあった方が、患者さんのお世話をしていて非常に大きな壁にぶつかり、医師となって聖クリストファー・ホスピスを開設しました。これが現代のホスピス運動の始まりです。こういった運動が世界中に広がり、日本でも緩和ケアが始まることになりました。

最初はホスピスケア、ターミナルケアと言っていましたが、だんだん緩和ケアということで、痛みを取る面を強調するようになりました。どこの病院でも緩和ケアには取り組まなければならない、そのなかにホスピスケア的なものをできるだけ入れたい、ということになってきていると思います。その始まりが、シシリー・ソンダースによるものなのです。死生学、ホスピス運動、それからグリーフケア。それから、『かいまみた死後の世界』という本がありますが、これは臨死体験。これらが1970年代前後に欧米で注目されるようになり、日本でもそのあとを追って関心が高まり、それがずっと続いているわけです。

文化に溶け込んでいるキリスト教

シシリー・ソンダースが看護師だった時の患者に、デヴィッド・タスマというユダヤ系のポーランド人がいました。欧米人は、日本人が無宗教というのとちょっと似たようなニュアンスで「agnostic」、神がいるかどうかわからない「不可知論」と言ったりします。神がいるかどうか判断できないという立場です。神がいるかどうかわからないということは、死んだら天国に行くと強く言えないことでもあります。彼はユダヤ人で、つまりキリスト教徒ではない、「agnostic」の立場なのです。

一方、シシリーは非常に熱心なキリスト教徒です。死が近づいたデヴィッドに何ができるだろうかと考えて、こう言います。「私のことが好きだからという理由で、私の信じている宗教を信じるなんてことしないでね」。デヴィッドがキリスト教徒になりたいと言うかもしれないからです。この2人はとても親しくなり、ほとんど恋愛関係のようになっていました。デヴィッドは答えます。「君のことを愛しすぎてしまっているから、そんなこと言えないよ」。

ある日、急に寂しさがこみあげてきたデヴィッドは、シシリーに「たまには何か、慰めの言葉でもかけてくれたっていいだろう」と言います。ユダヤ人である彼を思って、シシリーは次の詩篇23編を述べ始めました。聖書には旧約聖書と新訳聖書があり、旧約聖書はユダヤ教の聖典でもありますね。ですから、ユダヤ人とも分かち合える旧約聖書の言葉を読み上げました。「死の陰の谷を歩くとも私は悪魔を恐れない、神が私とともにあらせられるから。その杖が私に力をお与えになるから」。

こういう言葉は、キリスト教徒の西洋人にとっては非常になじみ深いものです。死の床でこういう言葉を聞くと、キリスト教を信じていなくても、何か支えになるような言葉ではないかと思います。文化のなかに染み渡っている、何かなんですね。欧米では、教会に行く人がだんだん増えているのですが、こういう死生観にかかわるような部分になると、やはり伝統ある聖書は力をもっていると思います。

心の中にあるものだけを聞きたいと望んだ患者

シシリーは、覚えていた言葉を言ったわけです。「彼はもっと聞きたいと頼むが、シシリーは思い出せる聖句があまりなかった。そこで、ハンドバッグに持っていた新訳聖書と詩編を読みたいと言った」。しかし、デヴィッドは言います。「ダメだよ、僕は君の心のなかにあるものだけが聞きたいんだ」。つまり、読んでもらうものを望んでいるのではない、ということなんですね。これが、シシリーにとっては非常に大事な認識となったのです。

シシリーはその夜家に帰ってから、別の詩編、「デプロフーンディス（深い淵の底から）」――バッハの音楽に同じ題の付いたものがあります――を暗記して、翌日、デヴィッドに捧げます。彼は、大きな安らぎを得ました。

死の直前、デヴィッドは病棟のシスターに対し、神との安らぎをやっと感じるようになったともらしています。病棟には、シスター、つまり宗教家がいるのですが、デヴィッドは気持ちが通じるようになった看護師さんから、何か言葉を聞きたいと思っていた。それに対してシシリーは、大事なことを言うことができました。暗記するということが、非常に大事だったのです。

深い淵の底から、主よ、あなたを呼びます。
主よ、この声を聞き取ってください。
嘆き祈るわたしの声に耳を傾けてください。

主よ、あなたが罪をすべて心に留められるなら
主よ、誰が耐ええましょう。
しかし、赦しはあなたのもとにあり
人はあなたを畏れ敬うのです。

わたしは主に望みをおき

わたしの魂は望みをおき
御言葉を待ち望みます。
わたしの魂は主を待ち望みます
見張りが朝を待つにもまして
見張りが朝を待つにもまして。

何を言うか以上に大切な、心の通じ合い

こういう詩句は、信じているか信じていないかは別として、宗教というものが文化のなかに入っていると、死にゆく人の歩みを支えてくれるような力をもつのだと私は思います。それがシシリーの心から出てきた、本を読んで出てきたのではない、ということが大事だったのですね。

そのことからシシリー・ソンダースが考えたのは、何を言うかももちろん大事だが、それ以上に、相手の心の中に自分が入っていける、心が通じ合うことの大切さです。そのために何が必要なのか、ということなのです。シシリーは患者が言った言葉をいくつも覚えています。それがホスピスの精神のもとになっているわけです。

これはデヴィッドの言葉ですが、「君の頭と心の中にあるものがほしい」。覚えているということは、その人の身体の中にあるということですよね。そういうものが聞きたいんだ、と言うのです。

「それを言うのは、あなたにとって辛いことだった？」。死にゆく人は反応しないとしても、実は非常に相手のことを思っていたりする。察していたりする。それをこちらは気がつかないでいたりする。

「私のことを誰も見たがらなかったのは変だわ」。おそらく、声をかけても反応しなかったりすると、死にゆく人がそこにいても、周囲は知らん顔をして何か話をしているということがあるのではないでしょうか。

「そういう望みを持っていいのかしら？」

「自分のことを理解しようと努力してくれているように見える人が誰かいればいい」

「自分が必要とされているんだと感じられることはすばらしいこと」。

小澤さんのお話にあったような気がしますが、これらは今日お話しくださったような先生方が感じ、実践されていることと大いに通じると思います。そして、これらがホスピスの精神の基盤にあるのですね。その人の心を孤立させない、その人の存在を受け入れる、それが一番根本にあるということになると思います。

死にゆく人の気持ちを知り、支える

ほぼ同じ時期に、エリザベス・キュブラー・ロスというスイスの女性がいます。ボランティア活動などをしていましたが、医師になり、チューリッヒの大学でアメリカ人と知り合い、結婚し、アメリカの大学に行って精神科医になります。そこで、死にゆく人のケアについての授業をさせられたところから、その領域の専門家になっていきます。

そこで彼女がしたのは、死にゆく人へのインタビューです。これは当初、大変な非難を受けました。彼らを実験材料にするのか、と。もちろん宗教家は、非難する人たちの話を聞いて祈ります。そこに医師が踏み込むべきではないという考えがあったのですね。

しかし、彼女はそれをやり通し、本にしました。そうすると、みんなが驚いたわけです。そして、自分たちがそれまでいかに、死にゆく人の気持ちの変化に無関心でいたのかに気づきました。「あ、そういえばそういうことがあるのか」ということが如実に書かれている。それまでは、踏み込んではいけないという気持ちから、実は避けていた。しかし、そこへ入っていくことでこそ、相手の気持ちを支えられる。そういう場所をみつけていったということですね。

いわゆる死の意識の5段階理論では、否認と隔離（孤立化）、怒り、取引き、抑うつ、受容という段階があります。こんなふうにすんなりと進むのが当たり前だというわけではないのですが、こういった心の変化があるということを知ることができます。

医学生にこれを教える場合、マジックミラーの部屋の向こう側で、患者と医師が話しているのを見せます。死にゆく人の心に近づくことが可能であり、必要であり、しなくてはならないことだと教えるのです。もちろん、出すぎたことをする必要はありませんが、よりよいケアへ向かうための道筋を考えるということが、医学教育のなかに入ってきたのですね。

自分の死を受け入れる子ども

キュブラー・ロスの書いたものには感動的な話がたくさんありますが、おそらくもっともよく知られているもののひとつは、9歳のジェフィ君の話でしょう。この子は6年間、白血病を病んでいます。化学療法、つまり抗がん剤をまだ飲み続けるかについて、医師と親が話している。それを聞いて、ジェフィ君はこういいます。「大人って、何を考えているのかわからない。どうして僕みたいに病気の重い子を治そうとするの？」。これを聞いたキュブラー・ロスは、「ああ、この子はもう自分が死ぬことがわかっている。そして、それを受け入れる気持ちがある。もう薬は止めてくれということなんだ」と考え、その方向へ向かいます。

ジェフィは、『絶対に今日、家に帰りたい』と言いました。子どもが『今日、家に帰りたい』と言ったら、事態が非常に差し迫っているのですから、私どもはそれを引き延ばさないようにしています。車を降りるとジェフィはごく普通の口ぶりで、父親に『ぼくの自転車を壁から降ろして』と頼みました。自転車は3年間ガレージの壁にかかったままだったのです。父親に自転車を降ろしてもらうと、ジェフィは目に涙をためて、補助輪をつけてほしいと頼みました。

9歳の少年にとって、補助輪をつけてくれと頼むことがどんなに屈辱的なことかおわかりでしょうか。父親が補助輪をつけ終わると、ジェフィは私を見て、『ロス先生、ここにきて、ママを押さえていて』。

お母さんはものすごく子ども思いなのですが、子どもを子どものままにしてしまう、ジェフィはそのお母さんとの関係を変えたいと思っている。そのことが、彼に残された仕事なんですね。「私はジェフィに言われたとおりにお母さんを押さえました。そして、父親が私を押さえました。私たち大人3人は、互いの身体を押さえ合いながら、感じていました。

死が間近に迫った弱々しい子どもが、転んでけがをして、血を流す危険を冒してまでも勝利を味わおうとするのを、黙って見守ることがいかにむずかしいかを」

まあ、そこを自転車でぐるっと回ってきた。「ジェフィを待っている時間は永遠のように感じられました。彼は満面に誇りをたたえて帰ってきました。顔じゅうが輝いていて、まるでオリンピックでメダルをとった選手みたいでした。ジェフィはうれしそうに自転車から降りると、父親に向かって、大変な威厳をもって、自信たっぷりの口ぶりで、補助輪をはずして、自転車を彼の部屋に運んでほしいと頼みました」。これは後日談があって、この自転車を弟にあげるということまで約束します。

そして私のほうを向いて、一切感傷を交えず、とても美しい表情で、きわめてストレートに言いました。『ロス先生、もう帰っていいよ』。10分しか私の時間をとらないという約束を守ったのです。彼は、これ以上ないというほど素晴らしい贈り物をしてくれました。輝かしい勝利、叶えられそうもなかった夢の実現を、この目で見られたことです。子どもは自分に何が必要かを知っています。死が近づいたとき、ちゃんとそれがわかります。子どもはやり残した仕事を私たちに打ち明けてくれます。

大人のほうが、かえってもたもたして混乱するかもしれない。子どものほうがストレートに事態を受け止められるということがある。細谷さんのお話にそういったことが出てきたかと思いますが、そこは私も察せられるところです。

スピリチュアルケアと宗教文化

ホスピスでのスピリチュアルケアは欧米社会では当たり前になっています。普通、ホスピスはがん患者のためのものですが、ドイツのマリア・フリーデンホスピスはエイズ患者のためのものです。今は薬がだいぶ出てきて、かなり助かるようになったと思いますが、いつ死が訪れるかわからない、孤立しがちな人たちのためのホスピスです。これはドイツで最初のその種のホスピスで、これはカトリックの教会が運営しています。

所長さんは教育学者でもある方ですが、その方ご自身は宗教家ではありません。このホスピスには次のような理念があります。「受け入れ…社会的、民族的な出自、宗教にかかわらず、すべての人が無条件に歓迎される」。特にエイズになるのは同性愛の人が多かったりして、社会のなかで居場所がなくなっている。しかもＨＩＶを保有しているとなると、ますます人が避ける。そういう人たちこそが安心して滞在できる場所を、ということですね。ここはおそらく、患者よりもスタッフのほうが多いのではないでしょうか。

ここでは、亡くなった人の名前を書いたコルクの切れ端が、木のように繋げて置いてあります。これを「いのちの樹」と呼んでいます。ろうそくの火がついていたりします。

また、「放蕩息子の帰還」という聖書の一場面を描いた絵があります。神の御許を離れ、父親の元を離れて悪いことをいろいろとやり、お金を全部使ってしまってすごすごと帰ってきた息子を、父親は「よくぞ帰ってきた」と喜んで迎える。ずっとその父親のそばにいたお兄さんは、「なんで、あんなやつを優遇するんだ」と言う。しかし、父親は、「いやいや、そういう人こそ神は喜んで迎えるんだ」と言ったというわけですね。こういうなかに、やはり宗教文化が本当に深く生きていることがわかります。

宗教の力が発揮されてこなかった、日本の医療現場

日本の場合を考えてみると、キリスト教の医療やケアの施設はありますが、仏教系の施設は非常に少ない。また、公立の施設には、だいたい宗教色はないということになっていると思います。そこに宗教家は不在で、祈る場所はありません。

これらは、日本の医療が国家を中心に進んできたことと、おおいにかかわりがあると思うのです。済生会病院は「恩賜」でできた病院です。天皇陛下から賜っている。このように、宗教がかかわるよりも国に任せている。戦後の福祉国家の時代では、こういうことは

全部国がすべきだとされ、民間の宗教の力があまり発揮できないような状況にありました。

　２００６年にがん対策基本法ができ、がんにかかわるすべての医師は、緩和ケアの訓練を受けなければならないことになりました。がん治療は医師の得意とするところですが、今後は緩和ケアを一生懸命にやりましょうというプロジェクトです。しかし、「生きる勇気」を小澤先生や細谷先生は大事だと理解していらっしゃるのですが、医療界ではなかなかそういう方がマジョリティにはなっていません。それが日本の現実です。ですから、ポスターなどを見ると、「いや、だいじょうぶかな」「ここどうするんだろう」という気がしてしまうことになります。

　ただ、そういう日本ですが、どうも流れが少し変わってきたなと感じています。最初にお話ししたように、近代の合理主義文明はもう行き止まりなんじゃないかしら、何か大きなものを忘れているんじゃないかしら、ということを、世代が下がるにしたがってごく自然に感じている気がします。

　阪神淡路大震災のときにはそれほど感じなかったのですが、東日本大震災のときにはそれが強く感じられました。その間、約15年が経っており、神戸という大都市圏と、三陸から福島のどちらかといえば地域社会の昔ながらの文化が残っている場所との違いということかもしれないのですが。

東日本大震災を機に注目される、宗教の役割

2011年4月1日付の、河北新報には、一面に若い僧侶が読経している姿が載っています。その場所は海岸で、まだこの時期はもういやというほどの遺体がある。自動車もひっくり返っている。あるいは、船が陸上に上がっているという状況なのです。ここに祈りがなくてはならないと読者も感じているから、このような報道がされるわけですね。

日本の新聞に宗教のことが出てくるとなるとだいたいスキャンダルか、いやなことしか出てこないのですが、このときはそうではありませんでした。やはり、私たちには死者を偲ぶ気持ちがあり、そのためには共に祈り、お経をあげるようなことが必要なのだと思わせられた記事でした。

多くの人がお墓を流され、まずは遺骨を拾いにいくようなことが起こりました。2013年12月頃の毎日新聞では、大震災の特集で宗教が果たした役割が大いに注目されています。こちらにもお坊さんが、おそらく3月11日に、みんなでお経をあげている写真が載りました。神社のお祭りの写真も掲載されています。そういうものがいかに復興に大きな力を果たしているか、人の気持ちの落ち着き場所を与えるかということを、改めて思い起こさせ

てくれたと思います。

曹洞宗の若者たちがつくったパンフレットには、「縁り添い(よそい)」と書かれています。「よりそい」の「よる」に縁起の縁をあてて、仏教的な意味合いを入れています。医師や僧侶や教師は教える立場ですから、今、私がそうしているように、上から言葉を話します。しかし、縁り添うというのは、聴くほうですね。傾聴といいます。とにかく相手の気持ちの近くへ行かないとわかりません。同じ平面に立たないとわかりません。そういうことを、僧侶たちが一生懸命やるようになった。子どもたち、おばさんたちと一緒に僧侶たちが遊んだり語り合ったり、除染活動をしたりするようになったんですね。

不合理で不条理な死をケアできるのが、宗教

このような状況のなか、仙台では「心の相談室」が始まりました。事務所が置かれたのは、東北大学の宗教学研究室です。心のケアという言葉は、阪神淡路大震災のときあたりから広まってきたのですが、当時は精神科医や臨床心理士などがするものだとされていました。行政もそういうところにお金を出していました。

しかし、今回は「いや、それで間に合うの?」ということになったのです。たとえば、

死んだ人のことを思っている人たちの心の痛みに、もちろん精神医学や心理学でも対応しようとするでしょう。しかし、祈りの次元、宗教的な次元がやはり必要なのではないか、ということから、宗教・宗派を超えることをひとつの理念として、「心の相談室」は開設されました。

宗教・宗派を超えた支援が必要な理由は、「何教です」と言って行くと、「私はそれは関係ありません」と言う人が出てくるからです。行政側も、それは困るということになります。そこで、特定宗教を超えた立場で心のケアをします。何々教としてかかわるのではなく、その方が望んでいるもの、必要としているものをまず聴くこと、そして、心から出たものを分かち合いましょう、ということなのです。

最初は、弔いの儀礼から始まりました。当時の火葬場では、自分の檀那寺のお坊さんを呼んでくることまではできない。なかには身元がわからない人を焼くというようなことも起こってしまう。そういうときに、さまざまな宗派やキリスト教、天理教の人たちが共にいて、望まれたことをやるようにしたところから始まったのです。

これが、心のケアのほうへもだんだんと発展していきました。そのなかで一番よく知られているのは、「カフェ・デ・モンク」です。栗原市の金田諦應（かねたたいおう）という曹洞宗のお坊さんが主催されています。「モンク」はお坊さんですから、「お坊さんのカフェ」という意味なのですが、もうひとつの意味は「カフェで文句を言う」です。仮設住宅の集会所や屋外においしいケーキを持って、お坊さんたちが集まってきます。訪れた方に、自由に話をしてもらう場所を提供しています。

巡礼行脚には、キリスト教の牧師さんも参加します。宗教・宗派を超えて、共通の慰霊や心のケアができるのではないか、という取り組みが始まりました。

栗原のお坊さんたちは、「手のひら地蔵」というのをつくりました。いろいろな形につくってありまして、なかには子どものものもあります。バットを握っている子どももいます。それをみんな選べるのです。たいていの人は、大事な人を亡くしています。そのお地蔵さんに、亡くなった人の名前をつけることで、心の痛みを少しでも和らげることができます。

こういう取り組みは、お坊さんだからこそできるという部分があります。宗教家だからこそ、そこに気持ちを向けることができたのかと思います。

そして、それを手伝ったのが岡部健先生です。この方は、仙台地域で長年、看取りをされてきた方でした。岡部先生はそういうところには宗教家がぜひともいるべきだと考え、「臨床宗教師」の必要性を唱えられた方です。私の同僚の鈴木岩弓先生という、東北大の宗教学の先生や、金田さんも含めたチームで、災害のグリーフケアが始まりました。このような取り組みができた背景には、岡部先生のような方の経験があったのですね。

岡部先生は実は２０１０年頃にがんが見つかり、２０１２年に亡くなりました。自分ががんになることによって、ますます日本型のチャプレンが必要だという認識を深められたのです。岡部先生は、以前このフォーラムでも、人が亡くなっていくときの「闇へ降りていく感覚」についてお話しされました。「山道を上がっていくと、右側には生きている世界があり、左側には死んでいく世界がある。死は自然現象ですから、仕方がありませんが、今の医療は緩和ケアを含めて、右側の生きていく手立ての情報だけが大量にある。死は常に不合理で、非条理なものです。不合理で不条理なものをきちんとマネジメント、つまりケアできるようなシステムとは、やはり宗教性なのではないか」。宗教側の知恵の蓄積をきちんと受け止めないとケアできないということが、ご自分の罹患体験のなかで感じたことだとおっしゃっています。

広まりつつある、日本のスピリチュアルケア

今、日本の社会では、いよいよスピリチュアルケアが、医療やケアの現場に根を下ろすことができるかどうかというところにきているのではないだろうかと考えます。この高野山医療フォーラム、上智大学のグリーフケア研究所、東北大学にある「心の相談室」や臨

床宗教師の育成講座、高野山大学が今行っているものと似たような講座が、龍谷大学にもあります。こういった動きが今、仏教系、キリスト教系の大学を中心に起こっていて、国立大学もそれに絡んできています。東京大学にも死生学の講座があります。そうやって、日本の社会に抜け落ちていた大事なものを、今なんとか補おうとしているのだと思います。臨床仏教師というプログラムも、始まる可能性があるわけですね。

岡部先生は、早くから「お迎え現象」ということを言っていた。つまり、これから死を迎えるという人がしばしば、「お迎えがあったんだよ」と言う。夢の中でか幻か、死んだ人と会う。「来てもいいよ」、あるいは「もうちょっと、がんばってね」という声を聞いたりする。そうすると、「死が近いね」ということを如実に感じると同時に、やはりそういう人は死を恐れない。静かな、穏やかな気持ちで死に向かっていける、ということを言ってています。

岡部先生の最後の1年にインタビューした『看取り先生の遺言』という本には、こういう言葉があります。

これは最近の患者さん（男性）だが、『亡くなったお父さんが見える』と言うので、奥さんが動転して私に電話をしてきた。そこで私が本人に、『お父さんが見えたら、心配か』と尋ねると、『いや、気持ちが落ち着いていい』という。だから、私は奥さんに言った。『あの世とつながりが構築できないから、死が不安になるんですよ。あの世があろうとなかろうと、お迎えがあれば、あの世とつながった感覚で逝けるんだから、気持ちが楽になれるんです。本人も気持ちが落ち着くと言ってるでしょ？　怖がることないんだから、納得してあげてください』

「あの世があろうとなかろうと、お迎えがあれば、あの世とつながった感覚で逝ける」。これが私は好きなんですね。つまり、あの世があると私は言えない、神様がいるとも言えないのですが、あの世があるという感覚が必要なんじゃないかしら、あるいはあの世があるという意識から学べるのではないかしら、と思っているのです。

その後、岡部先生は亡くなり、「岡部村」という場所に「岡部地蔵」が建てられています。岡部先生は看取りをしながら、山林を買い、患者さんがくつろげる場所をつくったんですね。たまには病院や自宅のベッドから出て、患者さん同士で、あるいはスタッフと一緒に芋煮会をすることもできます。自然のなかで時を過ごせるこのような場所に、このようなお地蔵様もできています。

宗教色を出さない、臨床での取り組み

この、仙台の岡部先生が始めたことを、今、全国へ広げていけるのではないだろうかと考えています。「臨床宗教師」というのは岡部先生の遺言のようなものですので、これをなんとか今、根づかせることができないかと活動を進めています。

先程のドイツのホスピスですが、「放蕩息子の帰還」などでも、やはり堂々とキリスト教が描かれています。キリスト教ではない人も、すべての人を受け入れるのですが、土台はキリスト教です。しかし、日本の場合はやはり、宗教色を出さないほうが多くの人が安心して受け入れることができる。これは日本の特徴ですが、欧米でも今、そういう傾向が強まっています。

伝統仏教が基盤になるのかもしれませんが、日本にはさまざまな宗教の人がいるということを初めから意識し、特定宗教団体にはきてほしくない人にも対応できるようなケアが、今、研修の課題になっています。そして、今は日本スピリチュアルケア学会も設立され、資格認定を進めています。高野山大学や東北大学と協力しながら、宗教者が臨床宗教師という臨床的なケアの資格をもつ取り組みです。一方、スピリチュアルケアを学んで身につ

けたいと思っている医療や介護スタッフなど、さまざまな人たちも取得できる資格として、「スピリチュアルケア師」があります

ほかにもいくつかの動きがあり、臨床仏教研究所では臨床仏教師を育成しています。この高野山医療フォーラムのようなものが開催され、日本の多くの医療やケアの現場の方が関心をもっているからこそ、このような流れが進んでいるのです。

8

弘法大師・空海にみる生と死

松長　有慶

弘法大師・空海の死生観は、弔辞や手紙類の中に見ることができる。その思想は「世は無常である」という仏教本来の考え方を引き継いだもので、「苦（思い通りにならないこと）」をなくすには、世の中の本当の姿を見極めよと説いた。最期には、瞑想することで、無限に続く命の流れの中に入っていくことを望み、死を恐れることのなかった空海の人生後半をたどる。

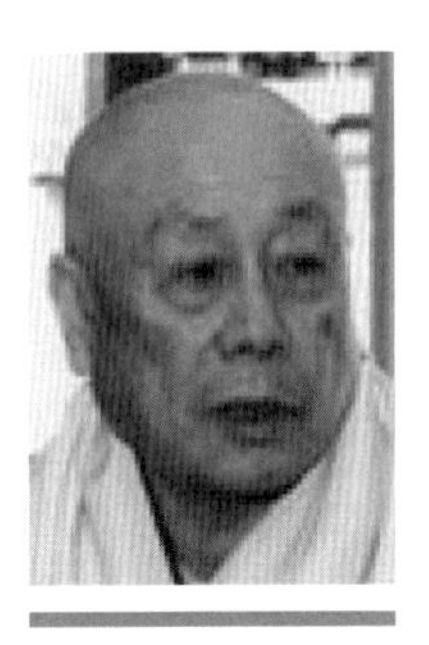

総本山金剛峯寺第412世座主・高野山真言宗管長。1929年、和歌山県高野山に生まれる。高野山大学密教学科卒、東北大学大学院インド学専攻博士課程修了。文学博士（九州大学）であり、現在は高野山大学名誉教授、大本山宝寿院門主など本山の要職も歴任。2007年より高野山真言宗管長。密教学の第一人者であり、高野山真言宗教化功労賞、密教学芸賞などを受賞。著書多数。

人々は生老病死の「苦」にどう対処したか

弘法大師・空海はインドの考え方や仏教の考え方のどのような点を受け継ぎ、どういう点を違った形で展開させていったのか。とくに死に対する考え方について話させていただきたいと思います。

まず、インド人は、死んだらどうなると考えていたのでしょうか。古い文献では、ヤマの国、閻魔さん――地獄の神様ではなくて、天国の神様――が天上にいらっしゃって、安らかに、みんな楽しく家族とともに暮らすのだ、死んだらヤマの国に行くというのがインド人の古い考え方でした。

それからしばらくすると、その考え方がだんだん変わってきました。『ウパニシャド』という文献によると、死んだ後にたどる道は2つあるとされています。1つは、輪廻(りんね)する。火葬されてもう一度この世に帰ってきて、母体に宿るという考え方です。それからもう1つは、この世にもどってこないで、天上に行って安らかに暮らすという2通りの道です。

この輪廻という考え方は、本来仏教にはなかったのですが、後に仏教の中に入ってきました。生まれ変わり、死に変わっていく。輪廻とは無限ということです。無限が続くというのは恐ろしいことで、インド人は輪廻を嫌がりました。こういう生涯をもう一度、二度と送りたくない。だから、一生懸命バラモンのお坊さんにささげ物をしたり、いろんな功徳を積んで、自分だけは天上の安らかな道をたどりたいと考えたのです。輪廻をさまよっているうちは、現実の死という苦しみがあるのだととらえられていました。

仏教では、生老病死が人生の4つの「苦」であり、四苦八苦の「苦」は苦しみだと思われています。しかし、これが多くの人が思いこんでいる間違いで、「苦」とは痛いとか、腹が減ったという苦しみではありません。サンスクリット語でドゥッカと言います。ドゥというのは「悪い」という意味、カというのは「分け前」というような意味で、悪い分け前を取るという意味です。

皆さん、お釈迦さんの四門出遊という話を聞いたことがあると思います。お釈迦さんは王子として生まれて不自由なく暮らしていたけれども、30歳のとき城の4つの門から出たところ、病の人や老人、死人を見て、無常を悟り、仏門に入ったという話です。ですから、お釈迦さん自身が病気になったり、老人になったりするわけではありません。そもそも生老病死の「苦」を苦しみと翻訳するのは間違いで、本来は自分の意思ではどうにもならないものという意味です。お釈迦さんは、人が生きていく上で4つの思いどおりにならないものがあると考えました。それらの原因を探っていくと、四聖諦という苦、集、滅、道であることを悟り、最後にそれをなくす実践の道、八正道（はっしょうどう）を説かれました。

つまり、お釈迦さんは「苦」が自分の意思ではどうにもならないということを見据えたうえで、「苦」が起こる原因は自分たちの執着や思い込みであり、それをなくすには、世の中の本当の姿を見極めること、そしてこの世は無常であるから、自分自身がそれにちゃんと向き合って実践の方法を歩めと、具体的な方法を示されたのです。

ところが、お釈迦さんの後、仏教の教団が広がると、厳しい修行をしてきた弟子だけではなく、紀元前に起こった大乗仏教では在家の人たちも入ってくるようになりました。そこで、また違った、死を回避する方法を考え出しました。それは何かというと、1つはお浄土です。お浄土に行って往生すると、安楽になるという考え方が出てきます。これはお釈迦さんの教えの中になく、4世紀頃に出てきます。

それからもう1つは、インド人の間で古くからある考え方です。老病死というような思いどおりにならないことは、悪魔か何かのせいだから、そいつをやっつけろというわけです。そして、呪文を唱えたり、祈祷をして逃れようとしました。お釈迦さんがもっと世の中をちゃんと見つめよと言ったのに対して、浄土に逃れるという考え、あるいは悪魔を退治しろという考え、大雑把に言えば、この3つの方法が出てきたことになります。

そして、だんだん密教の時代になってきます。密教は、悟りに向かってどういう修行を積んでいくかを重視します。お釈迦さんの伝記でもいろいろな教えの中でも、個人的な悩みや苦しみがたくさん出てきますが、密教はそうではありません。悟りの世界はこうだと人々に示すのが本来の立場です。けれども、在家信者の方はこういう悟りの境地にはすぐ入れませんから、経典を読んだり、書いたり、写経したり、あるいは功徳を積むことによって悪魔をやっつけるという簡便な方法に頼ることになります。

一方、7世紀ごろになると、密教の中でヨーガが重視されます。大きな宇宙の中に自分がいる、それと同時に自分の中に大きな宇宙を全部含んでいるのだという考え方です。密教の中で「苦」の問題もヨーガの中で解決しようという流れが出てきました。

仏教本来の基本的な教えを引き継いだ真言密教

さて、弘法大師・空海は生と死の問題をどのように考えていたのでしょうか。

弘法大師の世界――たとえば理想とする世界、仏の世界、悟りの世界について探ることができる書物はたくさんあります。しかし、自分がそこでどれほど苦しみ、どうやってたどり着いたかというプロセスがそこにはありません。密教という性格上、仕方がないことですが、まったくないかというとそうではなくて、弘法大師の願文や達親文、手紙類の中に生と死について触れている部分があります。願文というのは、仏像を刻んだり、写経をしたり、あるいは曼荼羅（まんだら）をつくったりという功徳をどこにめぐらすかということ、それが願文です。達親文というのは、亡くなったときの、今で言う弔辞です。

弘法大師のことですから、エイヤーと言って病気をやっつけてしまったとお考えの方がいらっしゃるかもしれませんが、大きな誤解です。私はいろいろな文献を調べてみました。弘法大師の著作に『性霊集（しょうりょうしゅう）』（10巻）があり、その中の第6巻～第8巻に願文、達親文、手紙類が収められています。それらを注意深く読むと、弘法大師・空海がどういう形で生や死の問題を考えていたかがわかってきます。

まず、インド人あるいは仏教が考えた生や死の問題、とくに死や老の問題に対して、弘法大師はどのような考えを継いでいるかということです。

1つは、悪霊や精霊についてです。この世には鬼神や悪霊、精霊というものがうじゃうじゃしていて、それらが悪いことをして自分たちの老病死を引きだすのだ、われわれを苦しめるのだという考え方は一般の中にありました。弘法大師の文献の中でもないわけではありません。これは平安期の一般的なものの考え方、あるいはインド人の世界観をそのまま継承しているといえます。

ところが大師の文章をよく読むと、無常の教え、つまり仏教本来の教えが出てきます。

この世の中はいつも同じ状態が続くものではない、生あるものは必ず滅びるのだ。だから現実をきちんと見つめなさいという考え方が、文献の中に何カ所か出てきます。その意味では、大師はお釈迦さんの基本路線はピシッと継いでいるといえます。

たとえば、当時、怨霊の恐れは非常にたくさんありました。政治的な争いで相手を倒す。そこまではいいのですが、その後、その怨霊によって悩まされます。桓武天皇の後継者と目されていた早良親王が、政争の中で京都の乙訓寺で服毒自殺をします。天皇はたたりを恐れて、1年間弘法大師にそのお寺に居住するように依頼するのですが、おそらく怨霊退治も期待されていたのではないかと思います。

また、嵯峨天皇のとき、薬子の乱がありました。そのときに連座して罪を問われたのは伊予親王です。この親王も自殺するわけですが、のちに弘法大師が次の淳和天皇から頼まれて、慰霊の文を書いています。しかし、そのなかには怨霊退治のことは出てきません。現在の天皇に対して、いろんな功徳を積み、その功徳によって霊を洗って本来の仏性を目覚めさせなさいと書いています。仏性とは仏になる性格ということです。つまり、人間、動物、植物、怨霊でさえ全部仏性をもっているのだから、そこを清めて、成仏させなさいということがずいぶん出てきます。私はこれが本流だと思います。死に対して、本来の仏性を目覚めさせて、みんな仏さんにしてしまう。仏さんにして永遠性の中におくというのが密教です。

もう1つは、浄土思想についてです。先ほども言いましたが、この世の苦しみから逃れてあの世へ行って幸せになろうという浄土思想は、日本では仏教が伝来してからずっとありました。法隆寺の壁画にも阿弥陀さんの浄土図が画かれていますし、弘法大師の時代も浄土信仰がないわけではありません。大師の文章の中にも3～4カ所出てきます。ただ、文献に出てきたのは、亡くなった人が阿弥陀さんの信仰をもっていたり、弥勒菩薩の信仰をもっていたりしたので、その信仰を映し出してその人たちを「浄土に」という表現を使っただけです。ご自身の考えではありません。

弘法大師の思想は、現世を非常に大事にします。あくまでも、現実の世界をどうするかという問題であって、浄土には逃げていないのです。逃げていないと言ったら叱られるかもしれないのですが、浄土思想は出てきません。

弘法大師の死生観

死を言うとき、一人称の死、二人称の死、三人称の死という言葉が使われることがあります。

三人称の死というのは、そもそも死とは何ぞやと議論をする場合に、まったく自分とかけ離れた死を取り扱うときに言います。それから、二人称の死というのは、自分の肉親や親族が亡くなったとき、その死をどのように受けとめるか。一人称の死とは、自分が死ななくてはいけないことがわかったときに、いったいどうするかということです。荒っぽい分類ですが、これについて少し話をします。

弘法大師の死に対する考えというのは、三人称の死についてのは著作にいろいろありますが、直接ご自身の死に対するものはありませんでした。そこで、手紙を調べてみたら、やはり一人称の死、二人称の死が出てきました。

二人称の死に対する態度が書かれていたのは1つだけで、自分の後継者と目していた智泉という弟子を亡くしたときです。そのときの文章というのは、本当に「悲しいかな、悲しいかな、痛ましいかな、痛ましいかな」と、弘法大師・空海がこれだけ言葉を連ねるかと思うぐらいの文章です。出家していますから、自分の肉親ではなく、自分の弟子に対してです。ところが、したたかです。悲しみをどう受けとめているかというと、最後は、おまえはよく勉強したけれども、密教のことをもう一度ここで説いて聞かせようと言って、密教の世界観を要点をかいつまんで述べるのです。そして、密教本来の、この大きな宇宙の中にあなたは入っていきなさいという言葉で弔辞が終わっています。

次に、一人称の死についてどういう態度をとったか。手紙を見ると、だいたい10年ごとに1回、計3回あります。

1回目は弘仁3年（812年）です。中国から帰ってきて、それほど時期をおいていません。これはご自身の手紙ではなく、比叡山を開いた最澄さんが泰範という弟子にあてた手紙の中にあります。「空海さんが、『もう自分自身は余命いくばくもないと思うから、自分の持ち帰ってきたものをすべて最澄さんに譲りたい』と言っている」という手紙が残っています。ところが、やがて元気になられたようで、これ以上はわかりません。

2回目は弘仁12年（821年）です。藤原冬嗣という、当時の権力者にあてた手紙の中にあります。ご自身は体調が悪く、思いどおりにならなくなった。手紙にいろいろ書いてあるのですが、非常に怖い言葉が出てきます。「俗にあっては、道にふさぐこと妻子最も甚だし」。俗にあっては、つまり在家にあっては、自分の目的を達成するのに邪魔になるのは妻子だと言っています。そして、次は、「弟子はこれ魔なり」。出家の場合には、重荷は弟子であると言ってのけています。非常にショッキングな言葉です。

10年前は、まだ弟子ができていなかった。中国から持ち帰ったかけがえのない密教が、自分が死ぬと絶えてしまうから、だれかにみてもらわなければいけない。そこで見渡したら、最澄さんが一番ふさわしいだろうということで、すべてを譲りたいと言ったわけです。

でも、幸い元気になった。それから10年経ち、またからだを壊す。すでに真言宗の教団もできあがって、弟子も何人かできています。今度は、時の権力者、藤原冬嗣に「もう自分は余命少ないと思うから、自分の弟子を何とか面倒をみてほしい」と手紙を出すのです。

3回目は、さらに10年ほど経ってからです。天長8年（831年）、もうほとんど晩年に近くなりました。やっぱり大変な病気にかかり、正式に朝廷に提出した手紙が残っています。そこには、「諸職を解いてついに無為に遊ばん」とあります。つまり、当時の日本は律令制度の国ですから、朝廷の援助がなければ宗教の布教ができません。そのために弘法大師はいろいろな官職をもらっているわけですが、それをお返ししたい、そして自分は大自然の中に入り、悠々と大きな宇宙の中で自分の生活を送りたいと書いています。

大きな宇宙の中に入っていくという新感覚

こうやって調べてみると、これらの中に「死にたくない」という言葉はどこにも出てきません。浮世のいろいろな重責を多くの人にお願いして、自分は1人、大きな宇宙の中に入っていきたい。これが弘法大師・空海の生命の危機に際しての本来の願いで、やはりインドのヨーガの世界です。瞑想することで、この無限の中に自分自身も入っていき、死を超えていこうという考え方がそこにうかがえます。自分の命は一代のものではなく、永遠の昔から未来の永遠まで続いている命の一部分である、だから大きな宇宙の中に帰っていくのだという、これはやはり密教の本来の立場だろうと思います。

日本にはたくさんの宗派がありますが、お祖師様はみんな死んだと言います。しかし、弘法大師だけは生きて奥の院におられる。やはり大きな宇宙の中に入ってしまったわけですから、ほかの宗派のお祖師様の考え方と違うところが出てくるのではないかと私は考えています。

私も40歳をすぎてから、学生たちと一緒にヒマラヤの山を学術調査に駆け回ったことがあります。ネパールや西北インドなど、いろいろなところへ行きましたが、ヒマラヤの夜明けを目の当たりにしたときは、本当に大宇宙に囲まれているという感覚を覚えました。日常生活の中でヨーガの行を続けて、できれば大きな宇宙の中に自分が入っていくという感覚と、弘法大師が求められたような死の対処方法を自分自身も身につけたいと願っています。

9

今、生老病死を問い直す

――現代に生きる空海

静　慈圓

釈尊が２５００年前に説いた四苦、生老病死は、古今東西を問わず人類が常に直面してきた問題であり、仏教の根本思想として続いている。しかし、近年、医療で起こる多くの問題は、もはや生老病死が人々から忘れ去られていることに原因があるのではないか。50年ほど前までは、寺・僧侶と人々には密接なかかわり合いがあった。現代における僧侶の役割は、「人間は１００％死ぬということをあらゆる場で話すこと」ではないだろうか。

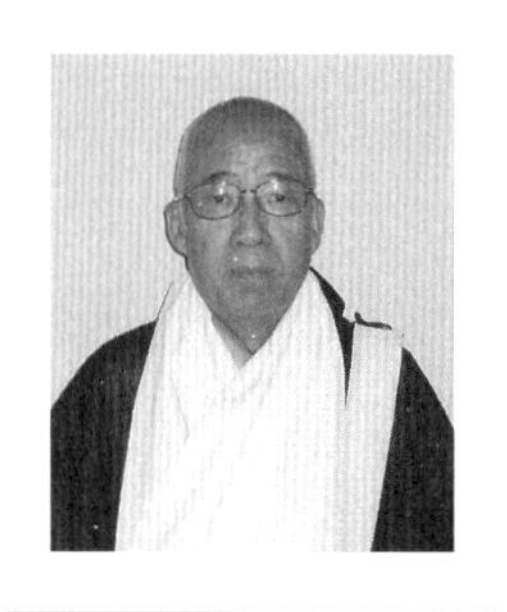

高野山大学名誉教授、高野山清涼院住職。博士（仏教学）。伝燈大阿闍梨。１９４２年徳島県生まれ。高野山大学大学院博士課程修了。「空海・長安への道」訪中団団長として福州（赤岸鎮）から西安（青龍寺）までの２４００㎞を踏破。以後、空海の足跡を調査研究し、「空海ロード」と名づけ、２４００㎞を巡礼の道として完成させる。１９８２年日本印度学仏教学会賞受賞。

著書に、『梵字悉曇』『梵字で書く般若心経』『空海入唐の道』（いずれも朱鷺書房）、『シルクロードの風』（東方出版）、『空海密教の源流と展開』（大蔵出版）、『空海の行動と思想』（法蔵館）など。

四苦、生老病死

生老病死（しょうろうびょうし）につきまして、私が不思議に思っていることからお話しします。生老病死とは、お釈迦様が２５００年前に説かれた仏教の言葉です。生老病死は、私たちが意識する意識しないにかかわらず、気づいたときにはすでに自らが投げ込まれている問題です。そして、生あれば老あり、老あれば病、そして死ありという、これは疑うことのない事実なのです。

この生老病死を「四苦」、４つの苦しみとして説いた釈尊（しゃくそん）の教えは、２５００年ほど前から今日まで続いています。私は僧侶ですが、仏教のこの根本思想にある生老病死が、現在、仏教の世界にはないのではないか、むしろ、お寺から病院に移っているのではないかと思っています。このフォーラムが始まった6年前に、私は真剣にそのように考えたのです。この6年間、医学・医療のわからないことを勉強し、門外漢の私が少し見ただけでも医学の間では大変な問題である、ということが理解できました。初めに、その問題を私なりに生老病死に分けて整理しました。

生老病死が問題となっているのは、過去ではなく、むしろここ50年間に大変化したということ、そして年齢としては50歳から90歳までの年代にあるということです。

次に、生老病死を現代の医業意義として分類しました。そのテーマだけを示せば、「生」というのは、周産期医療の劇的な進歩による死亡率の低下。「老」というのは、日本は世界有数の長寿国となり、健康寿命世界一であるということ。「病」というのは、医学・医療の急激な進歩、つまり新たな医療法の発展・開発ということ。「死」というのは、長寿になったとしても、人間の死亡率は１００％であるということです。

この生老病死は、それぞれに実に多くの問題を含んでいます。

「生」。人の命の誕生の場は最近では産科ですが、その中で特にＮＩＣＵ（新生児特定集中治療室）では多くの問題があるようです。過去にあまりなかったことが現代の問題として多く出てきました。

「老」。老いの現代の問題として、過去にはあまりなかった多くの問題が起きていることはみなさまのご承知のとおりです。認知症とか、老老介護とか、介護殺人または委託殺人などが、老後の問題として今、増えているように思います。

「病」。50年前には考えられなかった多くの問題が、現代の問題として医療の中に起きています。そして、それらの問題の多くがお金で解決されているという状況があります。「病いとは何か」という問題よりも、現代社会ではその反対に、「健康とは何か」という健康の定義が問われるようになりました。

「死」。死についての現代の問題のひとつは、多くの人は病院で死ぬということです。また、在宅死を希望する人もいるようですが、在宅死の場合はなかなか難しい問題が多くあります。病院との関係もそうですが、団地に住む人にとっては、1例としてエレベーターには棺桶は載せられないという問題もあります。

そして、安楽死、尊厳死、散骨などの問題があります。私も、このごろ尊厳死について考えるようになってきたのです。死の捉え方も一様ではありません。

以上、「生老病死」について項目を追って指摘しましたが、この1つひとつが、どれほど大きな問題を内在しているかということはみなさまご存じのとおりです。この分類の結果、私は生老病死を自分のこととして理解できたかといいますと、そうではありません。「生老病死とは一体、何なのか」という問題が、改めて自分の問題として出てきたのです。私は、もう一度初心に帰って自分自身のこととして考える必要があると考えました。そこで気がついたのは、私の子どものときの経験です。

約50年前の葬儀

私は、昭和17年（1942年）に徳島の田舎の小さなお寺で生まれました。小学校5年生のときに、住職であった父からお経を教えられて、法事、葬式で檀家を回っていました。父が心臓病であり、いつ、どこで倒れるかわからないので、法事、葬式に私を連れて回っていたのです。日曜以外でも、法事があると学校に電話がかかってきまして、授業の途中に抜けるのです。先生もそれを了解していて、授業をサボって法事、葬式をやっていたのです。

住職としての父は、檀家の誰に、いつ死が訪れるかということを知っていました。そして、死亡する本人も、自分が死ぬと父が葬式をして、自分の魂がお寺に来ることを信じていました。老年になった人、病気になった人は、寺に来たときに父によく「自分が死んだら頼みますで」というようなお話をしていました。本人ばかりではなく家族も、死亡する本人が死の床に就くと寺に来て、「あと何日ぐらいですな」というようなお話をよくしていました。寺には、葬式道具（不動明王の掛け軸と、13の仏さんを描いた十三仏の掛け軸など）を行李（こうり）に入れて置いてあります。この行李が7つ、8つありました。その掛け軸を見てみると、どれも擦り切れてぼろぼろになっていました。
　また、徳島市内から北にある鳴門に大谷焼という窯があり、村の人は、死期が近づいた人がいると、その窯元に死んだ人を入れる大きなかめを買いに行くのです。このかめと、お寺から行李が届くと、死に瀕している人も自分がそこで死ぬのだということを理解するようです。そして、村ごとに墓地があり、死を迎えると、近所の人がその墓地へ行ってかめを埋める穴を掘っていました。つまり、私の若いときは、火葬でなく土葬だったわけです。

　老人ばかりではなく、生まれて間もない赤子や小さな子どもも病気や事故でよく死にました。医者が来ます。そして、父と私がその枕経（まくらきょう）に行くわけです。近所の人が集まってきて、遺体をかめに納めるのです。翌日、葬式をします。行列をつくって家から墓地へかめを担いでいって、穴の中に埋葬するのです。私は、中学校、高等学校時代はそのようなことばかりしていました。

　暦のうえでは友引（ともびき）という日がありますが、俗に友を引くと言って、その日は葬式を出さずに夜中の12時を過ぎてから出すのです。墓地に埋葬し終わると、父は初七日をするために、そのまま葬儀を出した家に戻るのです。

　私は一人、その墓地からちょうちん1つ下げて山道をお寺に帰ってくるのです。深夜2

時ごろになっています。おふくろが起きて待っていました。私はしばらく寝て、そして学校へ行くのです。中学校のときも、高校のときもそのようなことをしていました。試験の時期が近づくと、「何で私はこんなことをせないかんのかな」と思いつつも、夜中、ちょうちん1つでぶらぶらと真っ暗な夜道を歩いて寺まで帰ってくるのです。

葬式は、おのおのの家で行いますので、その家の内と外、親族の動き、村の人の動きが丸見えです。山村ですので、次男、三男が葬式のために帰省します。仲の良い兄弟は親の葬式をみんなで力を合わせてするのですが、中には、都会から帰ってきて、仕事の都合ですぐにまた戻らなければならないこともあります。そうすると、葬式はもうそっちのけで、葬儀のそのときに遺産相続のけんかをみんなの前でする人もいるのです。それらを私はじかに見てきました。

僧侶である父は、そういう意味で檀家の家の中をすべて知っていました。私も子どもですが、父と同じでした。檀家と寺は、本当に家族関係で付き合いがあったと思っています。亡くなったその家には、1週間に一度、7日ごとに拝みに行きますので、七・七、四十九日まで、その人の亡くなった家族とお話しするわけです。そして、一周忌、三周忌というように、親族、近所の人を集めて法事をしていくのです。

父の晩年

父の死についてお話しさせていただきます。父には、心臓病のほかに胃の病気があって、数回、胃カメラを飲んで調べていました。胃が痛むので、次第に口がゆがんでしまいます。額にしわを寄せて、うずくまって茶の間にいました。母が「お父ちゃん、痛いん?」と聞くと、しわを寄せたまま「うん」と返事をするだけで、母は父のそばにいながら父との会話はなかったわけです。

父は59歳で胃の手術をし、胃の3分の2を摘出しました。69歳のときに、腸の手術をして、また3分の2を摘出しました。いずれも良性の腫瘍だったと思っています。この後、父は8年も生きたのですから。

父は、77歳まで生きました。ただ生きているだけでまったく会話のない父が、77歳の正月のとき、年の初めの挨拶に来た総代や世話役とニコニコして話をするのです。「山本さん、わしが死んだら、檀家葬にしてくだはれ」と茶の間で話をしていました。山本さんも、「ご住職の言うことですからね」ということで、それを聞いて別れたのです。

その年の3月14日、父が念願していました山門ができあがります。小さな山寺ですが、山寺にふさわしい小さな山門です。腰がくぼんでしまったというか、折れてしまった父は、夕方、庭に出て、この山門を眺めていました。母がいすを持っていくと、いすに座ってこの山門を眺めるのです。このとき偶然に母が撮った父の写真が残っています。

本堂の中も解体修理中で、大工さんがまだ作業をしていました。その仕事も今日で終わります。「寒いから入んない」と母が言うと、父は茶の間に戻りました。夕食をとって、風呂に入って寝ます。当事、病弱な父の心配もあって、母は父と一緒の部屋で寝ていました。

3月15日でした。7時前に母が起きて、いつもは7時に起きてくる父が起きないので、母は父を見ます。布団を口のところまで掛けて、何の変わりもなく父は寝ています。母が父のベッドの肩のところに手を入れると、温かいぬくもりがあります。母が、「どうしたん。今日はよう寝とう」と思って茶の間へ行きます。

弟夫婦が起きてきます。朝食の用意ができ、8時になります。父が起きてきません。母が父のベッドへ行くと、身体は温かいが、頭が冷たい。驚いて弟を呼びます。「どうもおかしい、死んどん違うか」ということになり、病院へ通報、かかりつけの医者がすぐに駆けつけてきましたが、すでに父は死んでいました。死亡時刻は午前4時でした。

気がつくと、いつも上向きになっていた父が、右肩を下にして足をそろえて寝ていました。ベッドの横に据えてある便器には用が足してありました。父は4時前に起きて、用便をして、下着を着替えて、お釈迦様の涅槃（ねはん）の姿そのままに寝たもののようです。４時といえば、ちょうど空気が一番澄み切っていてハスの花が咲くという時間です。この日３月15日は、父が生まれた日でした。

私は、高野山にいてその急報を聞き、駆けつけました。父は、ベッドで静かに寝ていました。病弱ないつもの父の寝姿とまったく変わりません。その顔は何の屈託もなく清らかでした。父の頭を触ると冷たく、胸の前で合わせたその手は硬く冷たかったのですけれども、まだ動きました。

私は、父に向かって心より「お父ちゃん、長い間ご苦労さまでした。きょうだい皆々仲良うしますけん」と言いました。父の体は、すでにもう十数年前に、身体としては滅んでいたと私は思っています。私はこの父に接して、それからは精神の強さが肉体に勝つということを信じるようになりました。

親としての責任感による生への執着とこの坊主根性、これは父が私に残してくれたありがたい遺産なのです。人間が生きるとはどういうことなのか、僧侶として生きるとはどういうことなのか。寒村の山寺に無名でもこのように生きた僧侶がいたということを、私は今ここで初めて語っておきたいと思います。私は、父の生きざまをみて、父のいのちが私に繋がっていることを知らされたのです。

もうひとつ葬儀のお話をします。高野山の寺の葬儀についてです。高野山には117の寺があるのですが、その中の10カ寺ほどが寄り集まって、寺同士が親戚付き合いをしています。それを「法類」といいます。20数年前、現在住職をしている私の友達の親の住職が亡くなったときのお話です。

高野山は、寺の住職が亡くなるときには法類が中心となって葬儀をします。葬儀社はいません。息を引き取る前に理趣経というお経を読むのです。住職の息が荒くなり、もう亡くなる直前であったので、私たち一同は理趣経を読み始めました。すると、その住職が「まだ早いぞ」と言ったのです。亡くなる寸前に、どうも耳のほうは聞こえていたようなのです。そんなこともありました。

6年前に、この21世紀高野山医療フォーラムとかかわりを持つことになりました。「現代に生きる仏教とは何か」に関心を持つようになり、宗教と医学・医療との関係が必要と考えるようになったのです。いろいろな本を読みました。理論と実践の各方面においては医療の進歩にびっくりしました。横文字が多くて意味がどうも理解できないのです。セカンドオピニオン、ターミナルケア、QOL、キュアとケア、メンタルとスピリチュアル、ホスピスとか、そんな言葉がいっぱい出てきてなかなか理解できません。

葬儀、法事というケア

その中で気づいたこともあります。ひとつはグリーフケアという言葉です。はっと気がつくと、私は若いとき徳島で、グリーフケアをやっていたようです。村の人がかめを担いで墓地へ行く。やがて自分もこうなるのだというその体験、自然に死を受け入れる。そして、四十九日の法事を勤めることによって家族へのケアをしていたのです。これらが、すべてお寺とかかわり合っていたのが50年前のことなのです。今、それを考えると懐かしく思います。

現在のお寺では、この機能が薄れてしまいました。葬式全体をコーディネートするのは、お寺ではなく企業としての葬儀社であり、僧侶は、その中で設定された時間にかかわるだけです。この50年は高度経済成長期と呼ばれる時期とも重なり、家族は核家族となりました。家庭で生老病死を共有することがなくなってしまいました。現代は、老病死の予行演習がないわけです。予行演習がなく、あるときそれが突然に来るのです。そして、びっくりして慌てるのです。それが現在だと思っています。

「それ生老病死ははるかにあらず、常に自分自身にある」

さて、空海についてですが、歴史の中ではこの生老病死に達観した人も確かにおられます。今、問題としたのは、釈尊とお大師様、つまり空海です。このお2人とも青春時代には本当に悩み、悩み抜いたうえでその生老病死を達観し、自分の考えを出しています。

空海の場合は、悩みの解決を仏法に求めました。そして、命を懸けて中国へ行きます。そこで仏法を理解して帰国します。空海は、徹底して「学問の追求と修行の実践」をして、自らの仏法を覚証します。一言でいえば、悟った空海が、その悟りの中から発した言葉が空海の文章となって出てくるのです。その空海の文章に「虚空尽き、衆生尽き、涅槃尽きなば、我が願いも尽きなむ」という願文があるのですが「虚空が尽きてしまう、衆生、われわれ人間が尽きてしまう。そして、涅槃も尽きてしまうまで、私の願い、願望はあるのだ」というような、大きな救いの言葉です。空海は未来永劫、私たち衆生を救済せんとする願いを発しているのです。

また、空海の悟りの論文「秘蔵宝鑰」には、「生まれ生まれ生まれ生まれて生の始めに暗く、死に死に死に死んで死の終わりに冥し」という。

私は、自分の子供のときの経験を思い出し、高野山で空海を学び、そして21世紀高野山医療フォーラムに参加させていただいて、この空海の「生まれ生まれ生まれ生まれて生の始めに暗く、死に死に死に死んで死の終わりに冥し」ということの言葉が、初めて心の中にストンと落ちたのです。

空海の言葉の一つに「それ仏法はるかにあらず、心中にしてすなわち近し」という言葉があります。「それ仏法はるかにあらず」、仏法ははるかにないのだ、「心中にしてすなわち近し」、自分の心の中にあるのだ、というような言葉が空海から発せられているのです。私は、そのような空海を学んでいるわけです。

お釈迦様の生老病死という仏教の理解、それと私のたどってきた道、さらに空海の理解を話しました。そこから得られるものは何か。それは「それ仏法はるかにあらず、心中にしてすなわち近し」、仏法というのを生老病死に置き換えると「それ生老病死ははるかにあらず、自分の中にその解決方法はあるのだ」ということでしょう。「人間は死ぬ」ということは当然のこと。生きている限り、私たちの「老病」もまた当然のできごとです。だから、「老病と共存して生きぬく自分に気づくこと」。これが、空海が教えてくれた結論でした。

『最後まで生きるために〈下〉―苦悩からの解放』初出一覧

1 人生の最期を穏やかに生きるために。小澤竹俊、Part 7（新訂版）：1-32頁、2021

2 有為の奥山けふ越えて―「相補性」で命を考える。玄侑宗久、Part 4：1-38頁、2011

3 悲しみは真の人生のはじまり。高木慶子、Part 5：77-96頁、2012

4 悲しむ力から育む力へ―見守る息づかいとしてのスピリチュアリティ。井上ウィマラ、Part 6：103-140頁、2014

5 死の臨床40年の歩みとスピリチュアルケアの課題。柏木哲夫、Part 8：39-60頁、2021

6 誰もが苦悩、苦痛から解放されるために―医療の最先端事業で社会に貢献。永田良一、Part 4：185-206頁、2011

7 死生学や臨床現場への関心が高まる理由。島薗 進、Part 7（新訂版）：71-102頁、2021

8 弘法大師・空海にみる生と死。松長有慶、Part 2：105-117頁、2009

9 今、生老病死を問い直す―現代に生きる空海。静 慈圓、Part 5：1-16頁、2012

最後まで生きるために〈下巻〉

苦悩からの解放

発　行　2023年2月20日　第1版第1刷©

編　集　柳田邦男

協　力　21世紀高野山医療フォーラム

発行者　工藤良治

発行所　株式会社 青海社

〒113-0031 東京都文京区根津1-4-4 河内ビル

☎ 03-5832-6171　FAX 03-5832-6172

装　幀　安田真奈己

印刷所　三報社印刷 株式会社

ISBN978-4-910548-05-0　C0047